その患者さん、リハ必要ですよ!!

病棟で、外来で、今すぐ役立つ！
評価・オーダー・運動療法、
実践リハビリテーションのコツ

若林秀隆／編
岡田唯男／編集協力
北西史直／編集協力

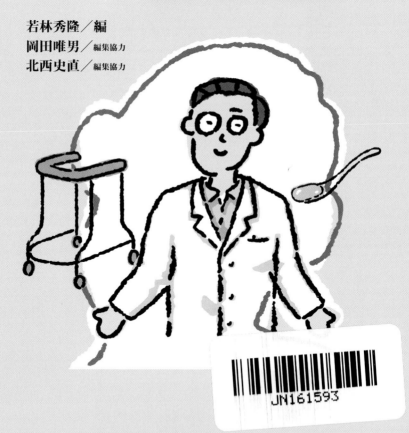

羊土社
YODOSHA

謹告

　本書に記載されている診断法・治療法に関しては，発行時点における最新の情報に基づき，正確を期するよう，著者ならびに出版社はそれぞれ最善の努力を払っております．しかし，医学，医療の進歩により，記載された内容が正確かつ完全ではなくなる場合もございます．

　したがって，実際の診断法・治療法で，熟知していない，あるいは汎用されていない新薬をはじめとする医薬品の使用，検査の実施および判読にあたっては，まず医薬品添付文書や機器および試薬の説明書で確認され，また診療技術に関しては十分考慮されたうえで，常に細心の注意を払われるようお願いいたします．

　本書記載の診断法・治療法・医薬品・検査法・疾患への適応などが，その後の医学研究ならびに医療の進歩により本書発行後に変更された場合，その診断法・治療法・医薬品・検査法・疾患への適応などによる不測の事故に対して，著者ならびに出版社はその責を負いかねますのでご了承ください．

推薦の言葉

　こういった本が欲しかったとつくづく思う．

　病院のリハ部門での研修では，主として脳血管疾患の急性期から亜急性期の集中的なリハを専門家が提供し，その劇的な効果には目を見張った．また，山村の診療所に在籍するセラピストが利用者の家屋環境や家族への評価を踏まえた訪問リハを懸命に提供する姿にも感銘を受けた．

　しかし，一人の家庭医としてリハにどのように関わっていくべきかという点では試行錯誤が続いた．われわれ医師は自らリハに取り組むことは少なく，多くの場合，その役目はセラピストへの「リハオーダー」に集約され，果たしてどう指示すべきか，またどのような人にリハを提供すべきかという大局的視点が求められる．リハを体系的に学んでいない立場でオーダーすることへのある種の罪悪感も感じつつ，家庭医の視点から見える患者の健康問題に関する情報を提供するしかなかった．

　本書はまさにそうした居心地の悪さを払拭してくれる良書である．リハの概論や方法論を専門的に論じる書籍は多いが，本書における「リハオーダーと評価」の枠組み，そして，そもそもどんな患者にリハが必要かを実に明瞭に示した点は他にないものであろう．

　編集にあたる若林秀隆先生は長年プライマリ・ケア領域でのリハとはどうあるべきかを真摯に模索してきた医師であり，そのサポーターである岡田唯男先生，北西史直先生は生粋の家庭医である．この素晴らしいお三方のコラボで，若手医師に向けてリハを学ぶための道が開かれることを心から喜びたい．

2016年5月

北海道家庭医療学センター
草場鉄周

序

　この書籍の対象は，リハビリテーション（以下，リハ）科で研修しない初期研修医，およびリハ科以外の医師です．リハ科で研修する医師は，他のリハの教科書で学習してください．この書籍では，初期研修医や総合診療医など，プライマリ・ケアに従事する医師がよく出会う疾患や障害に限定して紹介しています．そのため，リハ科医師向けのリハ書籍であれば必ず含まれる脊髄損傷，大腿骨近位部骨折，四肢切断，関節リウマチなど膠原病，脳外傷，末梢神経障害，脳性麻痺・発達障害・筋ジストロフィーなど小児全般を省略しました．認知症以外の精神障害，視力視野障害，聴力障害，免疫機能障害，小腸機能障害，熱傷，慢性疼痛も省略していて，1冊でリハのすべてを学習できる書籍ではありませんのでご了承ください．

　この書籍のこだわりは，私以外はすべて総合診療医が執筆していることです．リハの専門家ではない総合診療医が執筆することで，リハ科で研修しない初期研修医や，総合診療医などリハを専門としないすべての医師にとても役立つリハの書籍にしました．リハ科専門医は現在，約2,000人しかいませんので，リハを必要とする患者のリハの大半をリハ科専門医以外がみています．初期研修医およびリハ科以外の医師が習得すべき最低限のリハの知識・技能は，目の前の患者にリハが必要かどうかを評価して，必要であればすみやかにリハオーダーもしくはリハ科に併診することです．本書が医原性の廃用症候群，低栄養，サルコペニアの絶滅に貢献できましたら嬉しいです．

2016年4月

横浜市立大学附属市民総合医療センター
リハビリテーション科
若林秀隆

その患者さん、リハ必要ですよ!!

病棟で、外来で、今すぐ役立つ！
評価・オーダー・運動療法、
実践リハビリテーションのコツ

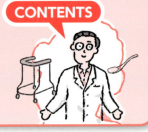

CONTENTS

- 推薦の言葉 ································· 草場鉄周　3
- 序 ······································· 若林秀隆　5
- 略語一覧 ·· 10
- 執筆者一覧 ·· 12

第1章　どうしてリハが必要なんですか？

1. そもそもリハビリテーションとは ············ 丸山　泉　14
2. 本当に怖い廃用症候群 ······················ 丸山　泉　18
3. リハで入院期間が短く，チームが１つに，あなたが成長する
   ·· 松井善典　22
4. ADL・QOL向上・社会参加に欠かせないリハ
   ～入院患者を想定して考える～ ·············· 松浦広昂　26
5. 退院後にも欠かせない生活期リハ，地域の暮らしを支える地域リハ
   ·························· 鵜飼万実子，岡田唯男　31
6. 自動車運転再開・職場復帰に役立つリハ ···· 森川博久，岡田唯男　38
7. 生命予後がよくなるリハ ···················· 菅藤佳奈子　47

第2章　誰も教えてくれないリハオーダーと評価

1. リハ処方箋のオーダーとそのときの心構え ······ 佐藤健一　52

2	リハの種類 〜一口にリハと言うけれど〜 ……………北西史直	60
3	リハ関連職種の視点と専門職連携のコツ ………………………春田淳志, 後閑良平, 本多淑恵	65
4	回復期リハ病棟, 介護老人保健施設, 地域包括ケア病棟 …………………………………………………北西史直	69
5	リハの開始基準と中止基準 ………………樋口智也	73
6	評価方法の使い分けとその限界 …………佐藤健一	77
7	ICFによる評価方法 …………………………髙柳宏史	80
8	ADLの評価方法 ………………………………髙柳宏史	86
9	ROM（関節可動域）…………………………佐藤健一	91
10	筋力（MMT）・筋緊張 ……………………佐藤健太	101
11	栄養状態・サルコペニア …………………佐野康太	108
12	嚥下障害の初期評価 …………………………奥 知久	113
13	高次脳機能障害の初期評価 ………………佐藤健一	120
14	補装具 …………………………………………北西史直	128
15	生活範囲, 介護負担度で理解する「日常生活自立度」 ……………………………………………………望月 亮	134
16	心理・モチベーション 〜「先生, 全然リハにノリません」〜 ……………………………………………………奥 知久	139
17	ゴール設定 〜そのリハの先には結局何がある？〜 ………奥 知久	144

第3章 その入院患者さん、リハ必要ですよ

1	嚥下障害（誤嚥性肺炎）……………………若林秀隆	150
2	脳卒中 …………………………………………若林秀隆	158
3	慢性心不全 ……………………………………若林秀隆	164

4	慢性閉塞性肺疾患（COPD）	若林秀隆	170
5	認知症	若林秀隆	177
6	がん周術期	若林秀隆	183
7	Parkinson病	若林秀隆	190
8	慢性腎不全（透析含む）	若林秀隆	196
9	肝硬変	若林秀隆	202
10	ICU入室を要する重症疾患	若林秀隆	208

第4章　その疾患、運動必要ですよ

1	腰痛症・腰部脊柱管狭窄症	池尻好聰	214
2	変形性膝関節症（人工関節置換術後も含む）	濱井彩乃	216
3	肩関節周囲炎	池尻好聰	218
4	上肢骨折後	小嶋秀治	222
5	良性発作性頭位変換性めまい	重島祐介	224
6	緊張型頭痛	喜瀬守人	226
7	腹圧性尿失禁	喜瀬守人	228
8	気管支喘息・慢性閉塞性肺疾患（COPD）	喜瀬守人	230
9	うっ血性心不全	喜瀬守人	232
10	転倒予防・骨粗鬆症	重島祐介	234
11	運動器不安定症（ロコモを含む）	小嶋秀治	236
12	老年症候群・フレイル	石川美緒, 若林秀隆	238
13	サルコペニア肥満	重島祐介	242
14	糖尿病	濱井彩乃	244

第5章 もっとリハを学習したい人へ

1. 総合診療医/家庭医療（ジェネラリズム）とリハの親和性 ……… 岡田唯男　248
2. リハ科専門医の専門性 ……… 若林秀隆　256
3. リハの学習に役立つ推奨WEBサイトと推奨図書 ……… 若林秀隆　262

- あとがき ……… 岡田唯男　264
- 索引　266

臥床による筋力低下	30
介護期・終末期の提唱	64
総合診療専門医とリハビリテーション専門医の世界観	82
「活動」と「参加」の違いについて	85
ADLを提唱したのは？	86
それぞれのADLの違い	86
re-feeding症候群に要注意！	111
車椅子のカスタマイズ	130
認知症加算	137
「要支援2」と「要介護1」の判断基準	137
スポーツ栄養とリハ栄養	156
脳血管疾患の急性期リハと慢性期リハ	160
心臓リハとは	168
呼吸リハの運動療法	172
身体障害者手帳	175
PCCMのエビデンス	255

略語一覧

略語	英語	日本語
1RM	Repetition of Maximum	最大負荷量
AADL	Advanced ADL	拡大日常生活活動
ACCP	American College of Chest Physicians	米国胸部疾患学会議
ACS	Acute Coronary Syndrome	急性冠症候群
ADA	American Diabetes Association	米国糖尿病学会
ADL	Activities of Daily Living	日常生活活動
AFO	Ankle Foot Orthosis	短下肢装具
ALS	Amyotrophic Lateral Sclerosis	筋萎縮性側索硬化症
AMM	Audio-Motor Method	等速打叩課題
APDL	Activities Parallel to Daily Living	日常生活関連動作
ASCM	American College of Sports Medicine	米国スポーツ医学会
BADL	Basic ADL	基本的日常生活活動
BADS	Behavioral Assessment of Dysexecutive Syndrome	遂行機能障害症候群の行動評価
BIT	Behavioral Inattention Test	行動性無視検査
BORB	Birmingham Object Recognition Battery	—
BPSD	Behavioral and Psychological Symptoms of dementia	周辺症状
BPSモデル	Biopsychosocial model	生物心理社会モデル
CBID	Community Based Inclusive Development	地域に根ざしたインクルーシブ開発
CBR	Community Based Rehabilitation	地域に根ざしたリハビリテーション
CGA	Comprehensive Geriatric Assessment	高齢者総合的機能評価
CIM	Critical Illness Myopathy	—
CINM	Critical Illness Neuromyopathy	—
CIP	Critical Illness Polyneuropathy	—
CTS	Canadian Thoracic Society	—
DIP関節	Distal Interphalangeal joint	遠位指節間関節
ERAS	Enhanced Recovery After Surgery	
ESSENSE	ESsential Strategy for Early Normalization after Surgery with patient's Excellent satisfaction	—
FIM	Functional Independence Measure	機能的自立度評価表
FOPC	Family Oriented Primary Care	家族志向性プライマリケア
GCS	Glasgow Coma Scale	—
GDS-5, GDS-15	Geriatric Depression Scale-5, -15	—
GOLD	Global Initiative for Chronic Obstructive Lung Disease	—
HALS	Hand-Assisted Laparoscopic Surgery	用手補助下腹腔鏡手術
HDS-R	Revised Hasegawa's Dementia Scale	改訂長谷川式簡易知能評価スケール
IADL	Instrumental ADL	手段的日常生活活動
ICF	International Classification of Functioning, Disability and Health	国際生活機能分類
ICIDH	International Classification of Impairments, Disabilities and Handicaps	国際障害分類
ICUAW	Intensive Care Unit-Acquired Weakness	—

IP関節	InterPhalangeal joint	指節間関節
JCS	Japan Coma Scale	—
KAFO	Knee Ankle Foot Orthosis	長下肢装具
LTG	Long Term Goal	長期目標
LVAS	Left Ventricular Assist System	補助人工心臓
MCI	Mild Cognitive Impairment	軽度認知障害
MCP関節	Metacarpophalangeal joint	中手指節間関節
MMSE	Mini-Mental State Examination	ミニメンタルステート検査
MMT	Manual Muscle Testing	徒手筋力検査
MNA®-SF	Mini Nutritional Assessment®-Short Form	簡易栄養状態評価表
MRC	Medical Research Council	—
MSW	Medical Social Worker	医療ソーシャルワーカー
MTP関節	Metatarsophalangeal joint	中足指節関節
NIHSS	National Institute of Health Stroke Scale	脳卒中の重症度の指標
NST	Nutrition Support Team	栄養サポートチーム
NYHA(心機能分類)	New York Heart Association	ニューヨーク心臓協会（心機能分類）
OT	Occupational Therapist	作業療法士
PASAT	Paced Auditory Serial Addition Test	定速聴覚連続付加検査
PCCM	Patient Centered Clinical Method	患者中心の医療の方法
PEW	Protein Energy Wasting	—
PHQ-2, PHQ-9	Patient Health Questionnaire-2, -9	—
PIP関節	Proximalinterphalangeal joint	近位指節間関節
PT	Physical Therapist	理学療法士
RBMT	Rivermead Behavioural Memory Test	リバーミード行動記憶検査
RCT	Respiratory Care Team	呼吸ケアチーム
ROM	Range Of Motion	関節可動域
RSST	Repetitive Saliva Swallowing Test	反復唾液嚥下テスト
SCU	Stroke Care Unit	脳卒中ケアユニット
SLTA	Standard Language Test of Aphasia	標準失語症検査
SPPB	Short Physical Performance Battery	簡易身体能力バッテリー
ST	Speech-language-hearing Therapist	言語聴覚士
STG	Short Term Goal	短期目標
TMT	Trail Making Test	—
VAS	Visual Analogue Scale	表情で分ける痛みの評価スケール
VATS	Video Assisted Thoracoscopic Surgery	ビデオ補助胸腔鏡手術
VDT障害	Visual Display Terminals	—
WAB	Western Aphasia Battery	ウェスタン統合失語症検査
WAIS-R	Wechsler Adult Intelligence Scale-Revised	ウェクスラー成人知能検査
WHO	World Health Organization	世界保健機関
WMS-R	Wecheler Memory Scale-Revised	ウェクスラー記憶検査　改訂版

執筆者一覧

- 編集

  若林　秀隆　　横浜市立大学附属市民総合医療センターリハビリテーション科

- 編集協力

  岡田　唯男　　鉄蕉会　亀田ファミリークリニック館山
  北西　史直　　トータルファミリーケア北西医院

- 執筆者（執筆順）

  丸山　　泉　　一般社団法人日本プライマリ・ケア連合学会
  松井　善典　　北海道家庭医療学センター／浅井東診療所
  松浦　広昂　　藤田保健衛生大学病院リハビリテーション科
  鵜飼万実子　　鉄蕉会　亀田ファミリークリニック館山
  岡田　唯男　　鉄蕉会　亀田ファミリークリニック館山
  森川　博久　　鉄蕉会　亀田ファミリークリニック館山
  菅藤佳奈子　　北海道勤医協札幌病院内科・総合診療科
  佐藤　健一　　Healthway Japanese Medical Centre
  北西　史直　　トータルファミリーケア北西医院
  春田　淳志　　筑波大学附属病院総合診療科
  後閑　良平　　笠間市立病院　作業療法士
  本多　淑恵　　笠間市立病院　言語聴覚士
  樋口　智也　　北海道勤医協札幌病院内科・総合診療科
  髙栁　宏史　　福島県立医科大学医学部地域・家庭医療学講座
  佐藤　健太　　北海道勤医協札幌病院内科・総合診療科
  佐野　康太　　北海道勤医協札幌病院内科・総合診療科
  奥　　知久　　諏訪中央病院内科総合診療科
  望月　　亮　　聖隷袋井市民病院リハビリテーション科
  若林　秀隆　　横浜市立大学附属市民総合医療センターリハビリテーション科
  池尻　好聰　　シムラ病院整形外科
  濱井　彩乃　　鉄蕉会　亀田ファミリークリニック館山／安房地域医療センター
  小嶋　秀治　　三重大学大学院医学系研究科亀山地域医療学講座
  重島　祐介　　生協浮間診療所
  喜瀬　守人　　川崎医療生協久地診療所
  石川　美緒　　鹿浜診療所

第1章

どうしてリハが必要なんですか？

第1章 どうしてリハが必要なんですか？

1 そもそもリハビリテーションとは

> **Point**
> - リハビリテーションの原点は，その人の生活様式に可能な限り敬意をはらうこと．つまり，その人の日常性を守ること
> - リハビリテーションの基本は，すべての医療職が共有しておくべきもの

1 リハビリテーションの歴史と日本に突き付けられた課題

　そもそもリハビリテーションとは何か．その歴史については数々のテキストで詳しく述べられています．リハビリテーションの専門医をめざさなくても一度はテキストを開いて読んでください．もともとは，医学に限定したものではなく，戦傷者や囚人の職業訓練による社会復帰なども含む広い意味をもっていました．リハビリテーション医学は近代において物理医学とリハビリテーションが統合されたものです．物理医学とは，運動療法や電気的，温熱的刺激などを用いた生理学的手法によって，診断や治療を行ったものです．それらが時代とともに発展し，現在のリハビリテーションという概念が成立しました．この間には，障害に対する社会としての考え方の変遷もあり，個人の障害に対するとらえ方だけが重視されるのではなく，社会としてそれにどう向き合うのかという新しい時代に入っています．リハビリテーションという言葉を使うときには個々の障害に加え，その背景にある社会的問題も理解しておく必要があります[1〜3]．

　日本におけるさまざまな社会状況の変化は，医療や介護を対象とするリハビリテーションにおいても大きな変化を必要としています．社会状況の変化とは人口構成の変化に伴う高齢者の増加，必然的な有病高齢者の増加，そして若年労働人口の減少です．さらに人口の偏在は，大都市圏と人口減に悩む地方の両方に，医療と介護の問題を突き付けています．政府はここにきて対応策を検討しはじめてはいますが，人口問題が顕在化するまでに第一次ベビーブーム世代（1946〜48年生まれ）の誕生から今に至るまでの年月を要したのですから，改善には少なくとも数十年を要するでしょう．

2050年頃までは対応に苦慮すると考えられます．当分の間増加し続ける，有病高齢者の疾病の特徴は多疾病罹患です．それに認知症の問題が重なり，リハビリテーションを取り巻く課題は，より大きくより多様になっています．

2 医療の専門分化の1つとしてのリハビリテーションの専門性とその共有化

　専門医療としてのリハビリテーション医療は，リハビリテーション専門医，理学療法士，作業療法士，言語聴覚士，義肢装具士，臨床心理士などを中心とした，多職種がかかわるチーム医療として行われます．これに基準を満たした施設という場を伴うことで専門医療としてのリハビリテーションは成立します．しかしながら，前述した日本における課題から，リハビリテーションは，2つの必然的な方向性を示しています．

①専門医療施設における専門チームによってなされる集中的，専門的リハビリテーション
②リハビリテーションの専門家でなくとも共有しておくべき，基本的なリハビリテーションの知識とスキルをもつ全医療職によってなされるリハビリテーション

　この2つの方向性は一見相反していますが，これらがうまく役割を果たし補完し合うことによってはじめてシームレスで良質なリハビリテーションシステムが成立します．

　これからさらに増え続ける外来診療や訪問診療のなかにも，リハビリテーションの必要がないと思われるケースにも，リハビリテーションの必要性は必ず隠されています．このことを医師の専門性や他の医療職の専門性の枠組みのなかで，その役割の分担を決めてしまうと，これからのリハビリテーションシステムの構築は難しくなります．リハビリテーションに対する知識は，全科の医師が当然もつべき基本的領域と考えるべきです．リハビリテーションは歴史的な帰結によって専門性の一領域として存在していますが，そのことによってリハビリテーションは専門家に任せればよいという考え方自体が，そもそも現代のリハビリテーションのニーズと矛盾す

るのです．リハビリテーションは狭量なものではなく，広量なものではなくてはなりません．むしろ，専門家チームをサポートする広量なリハビリテーションの構築こそが急務です．

3 日常性を守るリハビリテーション

　私たちは誰もが一生を安寧に終えることを望んでいます．しかし，実際には大変難しいことです．安寧を遮るものは疾病もそうです．本人のみではなく家族にも同様の変化が起こります．東日本大震災もまさに巨大なそれでした．貧困はどうでしょうか．どれもが日常性を容赦なく遮断します．皆が自身や家族の安寧な生活様式を守りたいのです．つまり，日常性を守り続けたいのです．そうはいかないとき，そこに医療人としての支援の場が生まれます．日常性を守ることがリハビリテーションの本質です．

　「日常性を守る」，このことは新設に向けて協議が進んでいる，もっぱらプライマリ・ケアを専門とする総合診療専門医に求められる医師像ときわめて近いものです．ここに至り，なぜそれが強く必要とされているか，その理由は，総合診療専門医もリハビリテーションと同様の課題を背負い，そこにこそ役割があるからでしょう．

　プライマリ・ケアとは，Starfieldによると[4]，「性，疾患，臓器系に区別なく地域住民に提供される，最初に接触し，継続し，包括的で調整されたケア」とされています．これらに加えて，医療側の責任制，さらにコンテクスト（文脈性）を重視すべきだと最近は考えられています．コンテクストとは，その人のもつ疾患，病気の経験，健康観を理解するうえでのさまざまな状況・要因のことで，個人的な生い立ち，家族，社会とのかかわりの歴史から，その人が住んでいる地域・国の環境，文化，言語，さらに地球的規模の条件，例えば感染症の流行や大災害までも含みます．

　すべての臨床家に求められるリハビリテーションの基本姿勢とは，対象とする人のコンテクストを理解し，それを十分に配慮し，その日常性を最大限に守るために臨床のそれぞれの局面でどのような意思決定をするかにかかっています．医師としての臨床の日々のなかに，隠れたリハビリテーションに関するFactsを探し出す力を養ってください．そうすることによって日本のプライマリ・ケアが強くたくましく，そして優しいものになります．

◆ 文献・参考文献
1)「現代リハビリテーション医学 改訂第3版」(千野直一/編), 金原出版, 2009
2)「入門リハビリテーション医学 第3版」(中村隆一/監, 岩谷 力, 他/編), 医歯薬出版, 2007
3)「リハビリテーション医学白書 2013年版」(公益社団法人日本リハビリテーション医学会/監), 医歯薬出版, 2013
4) Starfield B：Basic concepts in population health and health care. J Epidemiol Community Health, 55：452-454, 2001

〈丸山　泉〉

第1章 どうしてリハが必要なんですか？

2 本当に怖い廃用症候群

> **Point**
> - 廃用症候群という言葉が過去のものになるようにリハビリテーションを意識する
> - 廃用症候群という負のスパイラルに入る責任の一端を医師は明確に担っている
> - 廃用症候群を防ぐために，かかわるすべての職種が連携し同じ方向を向く，そのコーディネーターとしての臨床医の役割は重い

1 廃用という言葉の意味する負のイメージ

　廃用症候群は，「過度の安静」によって起こる，心身の機能低下のことです．代表的なものは「寝たきり」です．近年では拡大した意味で生活不活発病と呼ばれることもあります．症候群とありますが，それがはたして「病」であるのかと問われれば，回答は難しいのです．未完成な現代の医療や介護の現場の状況が生み出した部分も多く，「症候群」には，それに対する免罪符的なニュアンスがあると思います．

　Hirshbergらによって提唱されたdisuse syndromeの和訳として，廃用症候群という言葉が使われたのは，歴史的には近年のことです．しかし，原因となる「過度の安静」には，本人の意思によるもの，そして，医療側や介護側によるものがあります．つまり，医療側や介護側の取り組み方次第で，廃用に向かわないようにすることができるものも多く含まれています．日本での医療・介護の実情は改善したとはいえ，まだ後者の影響が大きいのが現状です．本人がより日常に近い生活を望んでいるのに，医療・介護の体制の不十分さによって臥床時間が長くなり，適切な対応を怠ったために結果として廃用症候群を招いたとすれば，本来あってはならないことです．ただ，本人自身の意思として，これ以上他者の力を借りてまで延命を希望しないような場合の医療のあり方，例えば，胃瘻の問題などに代表される日本における医療と介護の課題に対しては，もっと深く冷静な議論を必要とすることも事実です．はっきりしているのは，廃用症候群はリ

ハビリテーション部門に限った問題ではなく，療養の現場にかかわる者の，それぞれの行為の1分1秒の積み重ねの結果生み出される，複雑な因子が絡み合ったものであるということです．

高齢者の医療がどうあるべきかという基本的問題に対する国民的議論の不足，医療側における議論の不足もあり，"ままならぬ現場の現実"という理由で長く放置されてきた廃用症候群には，このようなことから負のイメージがつきまといます．

2 廃用症候群という負のスパイラル

過度の安静のためであろうと，自分の意思による低活動のためであろうと，生理学的に地球上で生活するときの重力負荷に抗することによって自然に獲得していた筋力の維持が困難になり，筋萎縮，関節の拘縮と進み，それがさらなる不活動状態をまねくという悪循環に陥り，やがて循環器系や呼吸器系など全身の生理学的機能低下をきたします．廃用症候群の負のスパイラルです．これらの生理学的なメカニズムについては，すでに多くの研究があり，代表的な参考書を稿末にお示しします[1,2]．特筆すべきは，近年，栄養学の視点で廃用症候群が語られるようになったことです．廃用症候群を正のスパイラルに戻そうとするときに，栄養学はきわめて重要です．筋力維持のための最も重要であるはずの栄養学的視点は，医療技術の革新とともに，当たり前であるがゆえに片隅におかれがちでしたが，見直しが急速に進んでいます．栄養の問題と廃用の問題は表裏一体です．

廃用症候群に陥る負のスパイラルを止める役目は，臨床にかかわるすべての医師にあります．

3 「廃用症候群」が過去のものとなるように

すべての医師がリハビリテーションを専門とはしませんし，すべての医療職がリハビリテーションを専門とはしません．しかし，リハビリテーションの課題は日々の臨床のなかで常に存在しています．リハビリテーションの専門医でなくてもリハビリテーション的視点はすべての臨床家が備えるべきものです．特に廃用症候群のリスクを排除する力は医師，看護師にかかわらず，臨床にかかわるすべての者が知識をもち，日々の臨床に携わら

なくては解決しません．廃用症候群の悪循環をもたらす主要因は，医療者側のわれわれの視点が，臨床のなかで常にリハビリテーションを意識し廃用症候群のリスク排除に向けられていないことにあります．日々の診療のなかで出会うすべてのケースに存在すると言ってもいいのですが，特に高齢者や障害のある方の医療，大きなストレスを伴った治療の後などにおいては，廃用症候群をもたらす因子がいくつも隠れていることを見逃さないようにしてください．すべての臨床家がそのような視点で日々の診療を続けていけば，廃用症候群という言葉が日本ではやがて過去のものになるでしょう．私たちはそれをめざさなければなりません．

4 医療のあり方が変化するなかでの廃用症候群のリスクのあり方も変化している

外傷後の過度な安静がもたらすものが廃用症候群という言葉を生んだのですが，私たちが診療する対象としての患者像は明らかに変化しています．多くの患者は高齢者となり，多疾病罹患，それに認知症の問題が加わり，社会的には独居老人世帯が増え，そして制度の問題もあり，回復期あるいは維持期に十分で適切なリハビリテーションを受けられないのが実態となっています．医療施設や介護施設で廃用症候群のリスク排除を行ったとしても，在宅や在宅に準ずる場所に戻った場合の環境が廃用症候群に対応できているとは限りません．さらに今後，介護者不足という現実も加わります．私たちは常にその人の生活の場を想定した治療計画を行う必要があります．個別の医療の目的は生活の場に戻すことですが，戻すことによって廃用が進む場合もあるのです．虚弱者における在宅医療や在宅リハが多くなるにつれ，このような問題は新たな課題となるでしょう．その人が帰るべき場所での生活を意識した，現実的で実際的な医療や介護プランを，診療の開始時点からイメージしておく必要があります．

5 多職種連携のなかでのコーディネーターとしての役目

われわれが関与する医療や介護の現場だけではなく，その後の生活のあり方を関係多職種とともに，その人が廃用症候群に陥ることを最大限避けなくてはなりません．医療と介護の制度全般に目を向けて理解しておくこ

と，あなたがいる医療の場の仕組みや，そこでの医療や介護のあり方にも常にクリティカルな視点をもつことが大事です．また，疾病そのもの以外に，その人が，人としてどう取り扱われているのかの俯瞰的な視点を臨床家としてもち続けることです．**第1章1**で述べたコンテクストを常に意識してください．

いったん廃用症候群を呈すると元に復することは困難となります．廃用症候群という負のスパイラルに陥る可能性があるケースでは，かかわるスタッフが全員同じ方向を向き，廃用症候群を防ぐ必要があります．臨床医には多職種との連携のなかでコーディネーターとして中心となり廃用症候群を防止する役目があるのです．

◆ 文献・参考文献

1)「リハビリテーション医学の実際—身体障害者と老人の治療技術」(Hirschberg GG，他/著，三好正堂/訳)，pp34-43，日本アビリティーズ協会，1980
2)「理学療法から診る廃用症候群—基礎・予防・介入」(奈良 勲，他/編)，文光堂，2014

〈丸山　泉〉

第1章 どうしてリハが必要なんですか？

3 リハで入院期間が短く，チームが1つに，あなたが成長する

Point
- 入院初日からリハを意識して診察を行います
- 退院に向けてリハのニーズ調査や家屋調査を行います
- 多職種コミュニケーションで退院を支援します

1 入院前からリハを意識できていますか？

1) 動かさないことの大きな弊害を意識しよう

早期に離床させて，早期から歩行することは退院に向けた回復を促す第一歩です．医学的に必要な安静であっても，その安静の時間が廃用を進行させていることを忘れてはいけません．**廃用は筋力を低下させ，心肺機能を落とし，認知機能にも影響が出ます．最低でも姿勢の変化を促すリハは入院初日から開始できるように試行**しましょう．

2) 患者さんと病院の双方の視点から求められる早期の退院とは？

患者さんにとって病院は非日常です．専門的な治療に専念する環境としては申し分ありませんが，一方で生活や仕事という日常から切り離されてしまうことの弊害も少なくありません．特に高齢患者での入院では，入院理由よりも入院中の合併症で退院が延びてしまうことがあります．また急性期病院では，医療制度の面からも早期の退院を促そうとするプレッシャーがかかっています．漫然と入院を続けるのではなく，**必要なケアを短期間で提供し，在宅や地域につなぐという意識**が研修医といえども求められます．

3) どんな退院がハッピーなのでしょうか？

「よい退院」のためには入院の理由となった疾患が治療され，入院前よりも生活力が回復していることが望ましいとされています．そのためには入院前から生活状況やニーズを把握し，早期からのリハに必要な基礎情報を収集することが欠かせません．また生活での不便や負担があればそれも解消し，家族の状態や経済的な問題にも目を向けたケアを提供する必要があ

ります．

　こういった「本人のニーズ」「家族や社会的状況」を大切にするためにもリハの視点は不可欠です．また早期から開始することで，疾患による機能障害や廃用症候群を予防できるため，入院期間の短縮とよりよい退院をめざすことができます．

2 退院には多職種とのコミュニケーションが欠かせない

1）退院が難しそうな事例の特徴と3つの視点からの情報共有をしよう

　退院が難しそうな事例の特徴は，「入退院をくり返している」「医学的のみならず心理社会的にも複数の問題を抱えている」「入院前と比較してADLが著しく低下し，退院後の生活様式の再編が必要」「独居や家族の協力が得られない」という場合です．

　入院時の医学的情報や看護情報はもちろん，セラピストがもつ基本情報を共有することで退院に向けて何が必要かを確認し，3つの視点から多面的に手を打つことができます．①まずは**在宅酸素や疼痛管理などの医学管理がどれくらい必要か？**という医学的な視点，②次に**患者や家族の意思や不安などの感情**という患者・家族からの視点，③そして**かかりつけ医やケアマネジャーとの連携や介護保険の申請**という社会的な視点の3つです．この3つの視点でチームでの情報共有と課題解決を積極的に行いましょう．

2）入院中だからこそ家の環境を知ることの重要性

　そのなかの重要情報として家屋の環境があげられます．ICFモデル（**第2章7**）でも広く環境因子という視点を重視していますが，生活者から患者という視点に立つと家という環境は狭い・段差が多い・動きにくいという点がまず目立ちます．同じ障害や疾患があっても家屋という環境因子によって退院可能/不可能がわかれてしまいます．杖や車椅子という福祉用具があれば自立して移動できるように，自宅の環境を評価して適切な環境を整備することで，活動や参加の障壁を取り除くことができ，何ができるようになれば退院できるかの具体的な目標やイメージをチームで共有することにも繋がります．特に浴室やトイレなどADLに直結する環境は，患者さんや家族の声にならないニーズを把握するためにも確認が必要です．

3) 退院に向けたカンファレンスを開催しよう

生活の場に帰る支援は患者・家族が中心となります．医療者としては患者・家族がどのような生活を送りたいのかという自己決定を支え，病状の理解と退院後の予想が立つよう説明し，在宅生活に向けた退院後の専門職の役割の確認が必要です．これまでの入院を支えてきた病院内のチームと，生活の場でケアを担う地域のチーム，患者・家族を引き合わせる退院前のカンファレンスを開催しましょう．

癌の緩和ケアや脳梗塞のように入院で完治する疾患ではない場合，退院後も付き合っていくためにも病院内と地域のチームが顔をあわせ，わかりやすく情報共有することで，患者や家族が病気と治療を理解するための場となります．また生活の場での看護やリハを続けていくためにも，職種間の情報共有や連携の場にもなります．この場で退院後の生活やケアが計画されイメージできることで，患者・家族の安心を提供し多職種の役割分担が可能になります．

3 医師として退院調整にかかわることの意義

1) その人の生活と人生を知ることの意義

医師としての成長とは医学な知識と技術を身につけることだけではなく，それを**一人ひとりの患者さんの気持ちや背景に合わせて個別化して応用できる**という専門性の幅をもてるようになることです．

そのためにもリハを意識することで湧いてくる疑問や関心を大切にしましょう．例えば，どのような人生を歩んできたのだろうか？退院後に抱いている期待や不安にはどのようなものがあるのだろうか？そしてその家族はどんな思いをその患者さんにもち，今後の生活にどのような感情をもっているだろうか？…医学的な診断や治療に集中することも大切ですが，このような問いからの視点をもつことで，患者さんの真のニーズを捉えることができます．人が生きることや生きることの困難を捉える枠組みをリハの視点は与えてくれます．

2) 退院支援にかかわることで鍛えられるスキル

また退院支援にかかわることで，多職種の仕事の理解が深まります．医学部では学ぶことの少なかった専門職種の仕事や視点を学び，よりよいチー

ムワークにつなげていきましょう．院内の多職種チームはもちろんですが，病院の外には患者さんの入院前と退院後を支えている地域の多職種チームが存在します．そのメンバーを意識し早期のリハと同時にコミュニケーションを開始することで，より豊かな情報と現実的な目標設定が可能となります．多職種の仕事を理解して協働できる医師が求められています．

◆ 文献・参考文献

1)「ICF（国際生活機能分類）の理解と活用」（上田 敏/著），pp9-10，きょうされん，2005
2)「入門 リハビリテーション医学 第3版」（中村隆一/監，岩谷 力，他/編），pp42-45，医歯薬出版，2007
3)「標準リハビリテーション医学 第3版」（上田 敏/監，伊藤利之，他/編），pp202-205，医学書院，2012
4)「在宅医療移行管理のあり方に関する研究報告書」（医療経済研究機構/編），p93，2008

〈松井善典〉

第1章 どうしてリハが必要なんですか？

4 ADL・QOL向上・社会参加にかかせないリハ
〜入院患者を想定して考える〜

- 救命だけでなく入院前の生活に戻れること，あるいは退院後も安定した生活が送れることを目標に治療します

はじめに

　患者のADL・QOL向上・社会参加のためのリハについて，ここでは入院患者の治療を想定してお話しします．リハが大事というのはわかっているけれど，リハは治療のついでにできる範囲でいい，とりあえず退院できればいいと考えていないでしょうか．救命したうえで患者の退院後の生活までを見据えたとき，自分が出した指示や検査・治療が非効率的な介入となっている場合もあります．

よくある高齢男性の呼吸苦の一例

【患者】70歳，男性　【主訴】呼吸苦
【現病歴】3日前に咽頭痛・鼻汁・咳嗽が出現し，市販の感冒薬を使用していました．前日より発熱，呼吸苦があり解熱薬を使用していましたが，入院同日動けなくなり自分で救急要請しました．
【既往歴】糖尿病（50歳），心筋梗塞（60歳），心不全（68歳，NYHA Ⅰ度）．
【内服歴】メトホルミン（メトグルコ®）250 mg 1日3回〔朝昼夕〕，シタグリプチン（ジャヌビア®）100 mg 1日1回〔朝〕，カルベジロール（アーチスト®）7.5 mg 1日1回〔朝〕，エナラプリル（レニベース®）5 mg 1日1回〔朝〕．
【社会歴】独居で，ADLは自立しています．未婚です．喫煙は生来なく，機会飲酒です．元銀行員で，元同僚とゴルフを月1回程度しています．
【現症】身長167 cm，体重66 kg（3カ月前67 kg），体温38.7℃，血圧160/70 mmHg，脈拍100回/分，呼吸数28回/分，SpO₂ 90 %（自

発呼吸，room air）．咽頭発赤・頸部リンパ節腫脹はありませんでした．頸静脈怒張もありませんでした．左下肺野にラ音（holo inspiratory crackles）を聴取しました．心音は整であり，心雑音はありませんでした．下腿浮腫もありませんでした．

【検査】血液所見：白血球 11,200/μL．血液生化学所見：Cr 1.03 mg/dL（1カ月前 0.7 mg/dL），eGFR 53.6 mL/分/1.73 m^2．肝機能，電解質は正常で，心筋逸脱酵素の上昇はありませんでした．Na 135 mEq/L，尿Na 10.0 mEq/L，尿Cr 15.3 mg/dL，BNP 98 pg/mL．血清免疫学的所見：CRP 5.2 mg/dL．心電図では正常洞調律，検査時の脈拍は98回/分でST変化はありませんでした．胸部X線写真で左下肺野に浸潤影がありました．CTR（心胸郭比）55％で，胸水は両側に少量認めました．肺門部陰影の増強はありませんでした．心エコーはEF 50％，E/EA 6％で，壁運動は前壁が軽度低下していました（半年前 EF 55％，E/EA 5％）．下大静脈（IVC）は10 mmで呼吸性変動良好でした．弁膜症の所見は認めませんでした．

さて，どうアセスメントし，どのような指示・検査・治療のプランを考えますか．

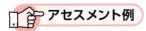

＃呼吸苦→肺炎

呼吸苦，発熱，ラ音，低酸素血症，肺浸潤影から肺炎と診断する．時折むせこむこともあるようなので誤嚥性肺炎の可能性を考え，嫌気性菌をカバーするため，eGFR＞50 mL/分/1.73 m^{2}であり，アンピシリン・スルバクタム3 g 1日4回で治療する．誤嚥のリスクがあるので絶食とする（後述 **1**）．

＃心不全（陳旧性心筋梗塞，NYHA Ⅰ度）

半年前と比べて心機能は軽度低下している．BNPの上昇は軽度であり，胸部X線上CTRは正常上限で胸水も両側だが少量である．急性冠症候群を示唆する所見はなく，肺炎により酸素需要が増えたことで急性増悪したと

も考えられるが，身体所見上心不全徴候には乏しく，半年前と比べて心機能は軽度低下にとどまっている．病歴や血液検査，IVCからは血管内脱水が示唆され，細胞外液を点滴する．<u>尿カテーテルを留置し，尿量測定を行う</u>（後述 **2**）．

#急性腎障害

前医のデータでは入院1カ月前にCr 0.7 mg/dLと正常である．FENa（ナトリウム排泄分画）は0.5と1.0以下であり，腎前性を示唆し，感染に伴う脱水による腎前性腎障害を考える．<u>細胞外液1,500 mLを点滴するが，心不全の既往もあり60 mL/時で24時間持続する</u>（後述 **4**）．

#予防

<u>廃用予防目的にリハ（理学療法，作業療法）を処方する</u>（後述 **3**）．

いかがでしょうか．肺炎，心不全，急性腎障害のそれぞれに対するアプローチとしては一見よさそうですし，リハも処方しています．しかし，リハ的視点でみるとさらによくできることがありませんか．

改善点

1 絶食は本当に必要ですか？

誤嚥性肺炎か市中肺炎かの判断はさておき，**入院時の嚥下機能の評価なく安易に絶食にしてはいけません**．直接訓練（実際に摂取しながら行う訓練のこと）の可否は意外と簡単に自分たちでも調べることができます．（第2章12，第3章1）．この方の場合は誤嚥のエピソードもあったということで何かしらの嚥下障害はあると考え，すぐ言語聴覚療法のオーダーをしてもよいでしょう．直接訓練開始のタイミングについても他稿をご参照ください．

2 24時間の点滴や尿カテーテル留置は本当に必要ですか？

心不全患者の治療において循環動態の管理のために尿量測定が必要な場合は確かにあります．しかし，今回の症例でも本当に必要でしょうか．心不全が既往にあるだけで点滴速度に過度に慎重になったり，尿量測定を必要以上にしてしまいがちです．本症例では心機能自体もそれほど悪くはあ

りません．そこまで厳重な循環動態の管理が必要でしょうか．

　一方，24時間点滴と尿カテーテルがつながっている状態を想像してください．ずいぶん動きづらいと思いませんか．入院中のADLにもQOLにも影響します．そして，肺炎が治れば，この方は1人で歩けるようになって退院しなくてはなりません．患者さんが**点滴や尿カテーテルにより活動を制限され臥床がちとなり，ADLが低下し，結果退院が遅れる**こともあります（cf. MEMO，p30）．また，施設入所を余儀なくされることもあり，社会参加にも影響しています．

❸ リハの強度は？　目標は？

　理学療法・作業療法のオーダーをしましたが，この方は初日から離床までしていいですか．離床の可否を判断する際全身状態やバイタルを参考にするのはご存じだと思いますが，具体的に指示を出せますか．そして，訓練内容は現在の栄養状態，そして日々の栄養バランスによっても変わります．また，リハの目標も人によって違うため考慮する必要があります（**第2章17**）．

❹ 栄養も考慮に入れていますか？

　入院時点では血管内脱水・急性腎障害もあり細胞外液の点滴のみも考えられますが，絶食・細胞外液だけでは摂取エネルギーはほぼありませんのでこれを肺炎が治るまで続けるとしたら低栄養になりえます．確かに，入院時の栄養状態がよければ数日栄養バランスがマイナスでも大きな影響はありませんが，前述のアセスメント例では不十分と思います．あなたなら，この方の栄養状態をどう評価しますか（**第2章11**）．

　いかがでしたでしょうか．あまり普段考えない視点もあったかもしれません．

　しかし，もしかしたら何気なくしていたかもしれない絶食や尿カテーテルによる尿測定，24時間持続点滴も患者さんのADL・QOLには大きく影響します．またもともと予備能力が少ない高齢者の場合それが早期離床を妨げ，退院後の社会参加にも影響することがあるので注意してください．

　筆者が小児科を研修しているとき「小児を診るときは疾患と成長・発達

を一緒に考えるように」と言われました．同じように，「高齢者を診るときは疾患と老化・廃用を一緒に考える」必要があります．その意味で，この超高齢社会においてADL・QOL向上・社会参加にリハは欠かせません．

臥床による筋力低下

一般的に1週間の臥床で10〜15％筋力が低下すると言われています[1]．また，最大筋力の20〜30％の筋収縮で筋力は維持されると言われています[1]．

◆ 文献・参考文献

1) Müller EA：Influence of training and of inactivity on muscle strength. Arch Phys Med Rehabil, 51：449-462, 1970

〈松浦広昂〉

第1章 どうしてリハが必要なんですか？

5 退院後も欠かせない生活期リハ，地域での暮らしを支える地域リハ

> **Point**
> - 生活期リハには4つのタイプがあり，病態や生活状況に応じて選択し活用します
> - 地域ぐるみで暮らしを支える地域リハという概念があり，日常生活を送るうえでのニーズにあわせたリハを提供しています
> - 世界における地域に根ざしたリハの枠組み（CBRマトリックス）を学ぶことで，より効果的な地域リハ，地域包括ケアシステムの構築に役立ちます

1 なぜ退院後のリハが必要か

　超高齢社会となる日本では，医療費の増大が問題となっており，2015年6月に政府は病床数を大幅に削減することを発表しています．患者は集中的な急性期治療が終われば，自宅等で療養をすることとなります．

　ただし，患者が家に退院をしても介助量が多ければ多いほど，家族の介護負担は多くなります．今，介護を理由に転職や退職を余儀なくされている家族が増えつつあり，2012年には14万4,800人にも上っています．特に仕事のノウハウを蓄積している50歳代の離職が多いことが指摘されています[1]．患者の退院時のADLは，住み慣れたわが家へ退院するためにも，介護を担う家族にとっても重大な問題であり，入院中のリハは大切です．

　しかし入院中にリハさえすれば，すべての患者は家で暮らすことが可能かというと，そうではありません．脳卒中後の患者の研究で，退院後のADLを調査したところ，入院中に高めたADLは，退院後には時間とともに下がってしまうことがわかっています（図1）[2]．

　急性期リハは，心身機能・身体機能の向上や活動能力を高めることに重点をおきますが，退院後に行う**生活期（維持期）リハ**は，活動能力の維持と社会参加を促すことをめざします．本人らしい生活をどのように実現し，家族や地域との関係性をどのように再建していくか，という視点で介入をすることになります（図2，3）．

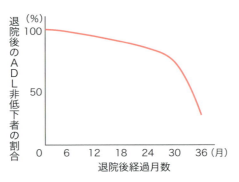

図1 ● 退院後のADL低下 （文献2より引用）

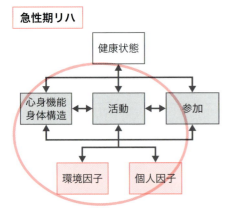

座る・立つ・歩くなどができる
食事・排泄・着替え・入浴などできるよう
意欲への働きかけと環境調整

図2 ● 急性期リハのアプローチターゲット

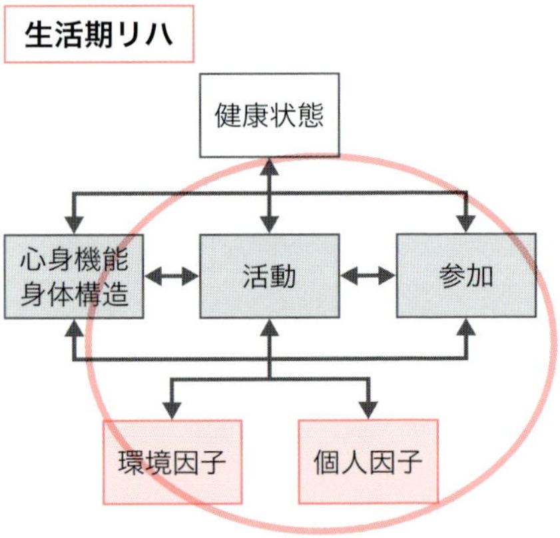

掃除・洗濯・料理・外出などができるよう
意欲への働きかけ，環境調整
地域のなかに生きがい・役割をもって生活
できるような居場所，家庭内の役割作り

図3 ● 生活期リハのアプローチターゲット

2 生活期（維持期）リハとは

　生活期リハとは「急性期および回復期のリハビリテーションに引き続いて，高齢者の体力や機能の維持もしくは改善，生活環境の整備，社会参加の促進，介護負担の軽減などに努め，高齢者の自立生活を支援すること」を指します[3]．

　退院後に行われる生活期リハには4つのタイプがあります．本人の病態や生活状況にあわせて，必要なリハを選択します．

1) 通院リハ

　通院リハとは，病院や診療所に通院して，障害や疼痛などの日常の健康管理（医学的管理）と心身機能の維持回復（リハ）を図り，日常生活の自立を助けるために行われるリハです．主に医療保険での提供となるため疾患のカバー範囲が広く，脳卒中や骨折はもちろん対象ですが，介護保険が適用されない若年者の筋萎縮性側索硬化症（amyotrophic lateral sclerosis：ALS）や特発性大腿骨頭壊死症といった難病や，脳性麻痺・自閉症といった発達障害児も対象にリハを提供します（平成28年度診療報酬改定時点）．

2) 通所リハ

　通所リハとは，利用者が介護老人保健施設，病院，診療所等に通い，要介護状態等となった場合でも，可能な限り家で自立した日常生活ができるよう，その心身の機能の維持回復を図るものです．これは介護保険での提供となり，デイケアと呼ばれています[4]．介護施設に設置が義務づけられている機能訓練指導員（PT・OT・ST，看護師などの有資格者）によるリハが行われており，個別リハから集団リハまでアプローチのしかたにバリエーションがあります．援助の内容も健康管理，心身・生活機能の維持向上（リハ）ができるだけでなく，他の利用者との交流や，家族の介護負担軽減（レスパイトケア）等多岐にわたります[5]．

3) 訪問リハ

　訪問リハとは，利用者が住む家や施設で心身機能の維持回復を図り，日常生活の自立を助けるために行われます．医療保険・介護保険のいずれかで提供され，セラピストが利用者の家に赴きリハ介入を行います．環境や個人の状態，生活のニーズにあわせたリハが提供されます[6]．利用者の障害評価を行い，家の中の生活環境にあわせた訓練法を指導します．介護者には介助負担が少ない介助方法を助言します．また，住宅改修や日常生活用具・福祉用具などの相談も行い，利用者にとってよりよい環境づくりをめざします[5]．

4) 入所サービス

　在宅での生活が困難な場合は施設に入所し，施設内でのリハやケアを活用することになります．その施設の代表として，介護保険にて利用される

表● 地域リハの定義とその活動方針

地域リハビリテーションとは
地域リハビリテーションとは，障害のある人々や高齢者およびその家族が住み慣れたところで，そこに住む人々とともに，一生安全に，いきいきとした生活が送れるよう，医療や保健，福祉及び生活にかかわるあらゆる人々や機関・組織がリハビリテーションの立場から協力し合って行う活動のすべてを言う．

(文献7より引用)

介護老人保健施設があります．

　介護老人保健施設では，看護，医学的管理の下で介護および機能訓練，その他必要な医療や日常生活での世話が行われます．入所者の能力に応じて自立した日常生活を営むことができるようにし，在宅復帰をめざします．日常生活の活動性を高める支援や，可能な限りの基本動作訓練を行い，排泄・入浴・更衣等のADLの自立をめざします[5]．

　1) ～ 4) のサービスを選択する場合，サービスの調整，ケアのコーディネート等のマネジメントする介護支援専門員（ケアマネージャー）との連携は欠かせません．

3 地域リハ

　今の日本は急性期，回復期，生活期のリハの質が高まっています．それぞれの**リハ**が**地域**という枠組みでシームレスな連携をしていき，さらに**地域ぐるみで地域の障害を抱えた生活者の暮らしを支えていくリハ活動を地域リハ**といいます．

　地域リハの内容には障害の予防や，病院・施設リハ，在宅リハ，教育，就業，啓蒙活動などが含まれ，障害者の生活すべてを地域全体で支えていきます[8]（**表**）．

　先進的な例を紹介すると，東京の「健康医療福祉都市構想　初台プロジェクト」があります．医療施設の完備と同時に，リハを終えた患者さんが家に帰った後も日々の生活を楽しく過ごせる街づくりを進めており，山手通りの整備をし，24時間散歩ができる道（初台ヘルシーロード）をつくりました．初台ヘルシーロードは商業施設にもつながっており，障害があってもリハ目的に商業施設まで歩くよう導くことで社会参加を促し，経済効

果をあげることも期待されています．このように，地域リハは各地域の個性にあわせて地域のリソースを活用するバリエーションに富んだものが多くあります．

　介護保険施行後の自宅退院した脳梗塞・脳出血患者を10年追跡した調査によると，リハを利用している介護保険利用者とリハを利用しない非介護保険利用者との比較では，ADLはともに退院前の状態を維持できています．しかし，社会参加や就労といったIADLの拡大には介護保険の利用者と非利用者の間で差が開いており，非利用者のリハ介入はまだ行き届いていない点があることがわかりました[9]．今後の地域リハにはさらなる発展の余地があります．

4 グローバルスタンダードとしての地域に根ざしたリハ（CBR）

　世界的には地域に根ざしたリハ（community based rehabilitation：CBR）は古くから存在し，その枠組みやガイドラインが定められていますが[10]，日本ではこの枠組みは十分に認知，活用されていません．しかし，30年以上，また90カ国以上で導入されているこの枠組みは，日本での地域ケアを考えるうえでも非常に参考になるため，ここで紹介します．

　CBRは1978年のアルマ・アタ宣言に端を発してWHOによって開発され，1994年の合同政策方針（WHO, ILO, UNESCO），2004年のCBR合同政策方針改定版の発行を経て，さらに2006年の国際障害者権利条約制定の影響を受け，2010年にCBRガイドライン（WHO, ILO, UNESCO, IDDC）が発表されています[10]．

　定義は「全般的な地域開発の枠組みのなかで，障害をもつすべての人々のためのリハビリテーション，機会均等化，貧困の軽減，社会的包摂をめざした戦略」とされ，その目的はCBID（community-based inclusive development）である，とされています．CBIDとは，コミュニティや社会が，障害のある人をはじめとするすべての脆弱な人々やグループを含めて包摂的なものに変わることを意味しています[11]．

　CBRについての共同宣言[12]は以下のようなことを強く推奨しています．

- 地域の参加と地域の当事者意識（ownership）が持続可能性に不可欠な要素である
- 障害のある人々は，他の人々と同様，健康サービス，教育，貧困の軽減，生活サポート，社会的正義，文化や宗教のイベント，社会的つながりなどのすべてのサービスや機会への**公平でバリアフリーなアクセスを担保されなければならない**
- 活動の目標だけでなく，**過程にも重点をおく**

　CBRプログラムの開発手順は①状況分析，②計画とデザイン，③実施とモニタリング，④評価の4つのステップが提唱されており[10]，分析，活動領域や目標を設定する際に，CBRがカバーすべき領域や要素を提示した，CBRマトリックスが参考になります（図4）．

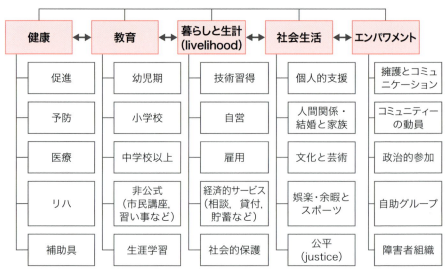

図4● CBRマトリックス
（文献12より引用）

CBRマトリックスは2004年に開発され，5つの領域と，さらにそれぞれ5つの要素に分けられています．CBRプログラムではすべての領域，要素をカバーする必要はなく，各地域のニーズや優先順位，利用可能な資源にもっとも適した形で，重点分野をいくつか設定しそれらに取り組めばよいとされており，残りの分野は他の組織や団体と連携を行うよう推奨されています．

　このように，CBRマトリックスを眺めると，地域リハの目標は，単なる障害をもつ人の機能回復ではなく，社会への参画や社会サービスの利用を公平に担保することで，障害をもつ人も，そうでない人も**幸せに暮らすとのできる基本的人権の保障された社会**の実現をめざすことであることがわかります．

　現在，国は，団塊の世代が75歳以上となる2025年に，各地域で，それぞれの地域の実情にあった地域包括ケアシステム（医療・介護・予防・住まい・生活支援が確保される体制）の構築をめざす必要があると指摘，その策定を各自治体に求めていますが，その際にこのCBRの枠組みを踏まえることで，より漏れのない，包括的な計画が期待されます．

◆ 文献・参考文献

1) 総務省：平成24年就業構造基本調査，2012
2) 砂子田篤：機能的状態の予後予測．総合リハビリテーション，26：1119-1125，1998
3) 「高齢者リハビリテーション医療のグランドデザイン」（日本リハビリテーション病院・施設協会/編），青海社，2008
4) 介護保険法第百十条　指定居宅サービス等の事業の人員，設備及び運営に関する基準
5) 浜村明徳，下斗米貴子：地域リハビリテーションの諸サービス．「地域リハビリテーション論 Ver.6」（大田仁史/編著），pp17-47，三輪書店，2015
6) 厚生労働省：第100回社会保障審議会介護給付費分科会資料，2014
7) 「これからのリハビリテーションのあり方」（澤村誠志/監，日本リハビリテーション病院・施設協会/編），pp2-6，青海社，2004
8) 大田仁史：地域リハビリテーションの考え方と定義．「地域リハビリテーション論 Ver.6」（大田仁史/編著），pp9-16，三輪書店，2015
9) 澤　俊二：ADL（日常生活動作のFollow up研究）．リハビリテーション医学，52：399-403，2015
10) World Health Organization：Community-based rehabilitation guidelines
http://www.who.int/disabilities/cbr/guidelines/en/
11) 障害保険福祉研究情報システム：CBR（地域に根ざしたリハビリテーション）・CBID（地域に根ざしたインクルーシブ開発）．日本障害者リハビリテーション協会 情報センター
http://www.dinf.ne.jp/doc/japanese/glossary/CBR.html（2016年5月閲覧）
12) CBR Advisory Working Group：CBR Policy Paper 2010. CBM International, 2010
http://www.cbm.org/article/downloads/54741/CBR_policy.pdf（2016年5月閲覧）

〈鵜飼万実子，岡田唯男〉

第1章 どうしてリハが必要なんですか？

6 自動車運転再開・職場復帰に役立つリハ

Point
- 運転に影響を及ぼしうる疾病が発生したらICFの「参加」の視点からもなるべく早く，運転や職場復帰を考慮したリハを検討します
- 運転再開に関しては特に高次脳機能の評価を忘れないようにします
- 職場復帰は障害の程度や復帰した職場で求められる業務内容がさまざまであり，個別化が必須です．セラピスト（療法士），職場，産業医，患者や家族との連携，綿密なコミュニケーションが必須です

はじめに

　脳梗塞や外傷などで入院治療し，退院後に自動車運転を再開したいという希望が出てくるのは理解できます．自動車の保有率が以前より低下しているとはいえ依然高く[1]，自動車は生活になくてはならないものの1つです[2,3]．特に公共交通機関が発達していない地域ではなおさらです．また，包括的にリハを考えるICFの視点（**第2章7参照**）からも自動車運転の再開，維持は，生活，参加の幅を広げます．一方で，安全な運転が担保できない場合，本人や周囲の者へも生命の危険が及びます．

　高齢認知症患者の自動車運転の体制整備は整いつつあります．しかし，脳卒中後遺症への適性検査などは法的にも未整備であり，患者の自己申告をもとに，主治医に判断が委ねられているのが現状です．実際には，医師に相談なく自動車運転を再開していることも多く，主治医としては患者の復帰状況を見極め，自動車運転再開希望あるいは運転状況について聴取する必要が生じてきます．

　運転を再開する前に，患者の状態を評価し，適性検査を受ける必要があると判断したときは，患者・家族にその旨を説明し，下記の手順に沿って運転再開まで進めていきましょう．

　ここでは，このような相談を受けた際に困らぬよう，誰が何を評価して運転再開に至るのか，その手順をまとめました．以下に，入院前から退院後までの各段階での評価内容と，各場面での診療所プライマリ・ケア医，入院時病院担当医の役割の例を順に述べていきます．

1 事前準備《診療所プライマリ・ケア医がすること》

運転再開の評価を行うにあたって，以下，地域の医療資源については，あらかじめ確認することをお勧めします．運転再開希望があってから慌てることのないよう，できるだけ早めに確認し，関係各所で連携できるように準備しておきましょう．

- PT，ST，OTがいる施設とその所在地．それぞれどこまでのリハが実施可能か（特に運転再開に関しての経験があるか）
- 高次脳機能障害の評価は可能か
- 自動車学校の体制の確認．運転適性検査は有料か無料か．運転シミュレーターの有無．自院やリハ施設と連携は可能か（筆者の施設では，シミュレーターをクリアしたら，自動車教習所にセラピストが出向き，教官と一緒に実際の運転に同乗して，運転再開最終段階の評価と訓練を行っています）

2 運転再開にむけて

運転再開までの流れ（セラピストとともにすすめるのが望ましい）

Step 0）運転免許証の所有の有無，運転再開の必要性，希望の把握
Step 1）身体機能の評価
Step 2）高次脳機能の評価
　　↓
Step 3）医学的関連情報（病院担当医と診療所プライマリ・ケア医の連携）
Step 4）生活社会環境の評価，公安委員会への問い合わせ
　　↓
Step 5）シミュレーター検査，診断書の作成，質問票記入（後述**表2**）
　　↓
Step 6）運転免許センターでの適性検査
※Step0〜2は状況に応じて行う（入院の長期化を避けたり，外来への移行を容易にするためにも，入院早期に病院担当医によってこのプロセスが開始されることが望ましい）

Step 0）運転再開の必要性，希望の把握（できれば入院中にプロセスを開始）

特に公共交通機関の少ない地域では，運転に影響を及ぼす病態での入院では全例，できるだけ早い時期に，運転免許証の所有の有無，運転再開の必要性，希望を把握しておきます．本人が意思疎通ができない場合は，外来主治医や家族からの情報を利用，または，運転免許の有無に関しては医師から公安委員会に確認することができます（道路交通法101条の6第2項）．

Step 1）身体機能の評価

① 視力・視野，聴力，発話（表1）
② 麻痺の状態
③ 四肢の筋力，関節の可動域制限はないか

これら細目を総合し，最低限自動車への移乗が行える能力が必要です．オーストラリアの脳卒中後の運転適性ガイドライン[4]によると，脳卒中患者は発症後1カ月，一過性脳虚血発作患者は発症後2週間（英国は1カ月）は，麻痺など後遺症状がなくとも運転してはならない，とあります．さらに下記項目の❶〜❸に1つでも当てはまれば，運転に不適正である可能性があり，さらなる評価が必要であると書かれています．

❶ 下記に機能障害がある
　視力，判断，注意・集中力，反応時間，記憶力，知覚，筋力，協調
❷ 視野異常がある
❸ けいれんを起こしたことがある

英国の運転適性ガイドライン[5]では，さらに適正な運転計画，自身のモニタリング能力などが評価対象とされています．

これらはスクリーニングとしてわが国でも参考にできると思われます．

④ ADL，IADLの現状把握

当院関連リハ病院ではFIM（第2章8）100点以上を自宅退院可能な基準としています．自動車運転を再開するには，このFIMのうち，運動項目の歩行，認知項目5項目すべてが6点以上であれば運転再開が可能であろうという報告もあります[6]．しかし，運転能力や安全性について，予測したり判定をしたりするための単一のスコアリングシステムやツールは今のと

表1 ● 運転を再開できる身体能力基準

① 視力	・両眼で0.7以上，かつ一眼でそれぞれ0.3以上
	・一眼の視力が0.3未満，または一眼が見えないものについては，他眼の視野が左右150度以上で，視力が0.7以上あること
	・赤，青および黄の色の区別ができること
② 聴力	・両耳の聴力（補聴器により補われた聴力を含む）は，10 mの距離で90デシベルの警音器の音が聞こえること
③ 運動能力	・自動車の運転に支障を及ぼすおそれのある四肢または体幹の障害がないこと．上記障害があるが，補助手段を講ずることにより，運転に支障がないと認められること

（警視庁交通局運転免許課の基準より）

ころ存在しないため，個別に総合的な判断を行うことが必要です．

Step 2）高次脳機能の評価

Step 1）で評価した**身体機能が正常でも高次脳機能障害により自動車運転が困難な場合があります**．しかし，そのような障害の有無は時として外来の短い診察では気づかれないものもあり，PTのほかST，OTなど患者と接するセラピストの評価も加味して評価する必要があります．この評価内容は認知症患者の運転可否の評価にも用いることができます（第2章13）．

Step 3）その他の医学的関連情報（入院先病院と地域の医師との連携）

① 病院退院時《主に病院担当医》

脳卒中を契機に，これまでの持病の状態が悪化したり，新たに出現するものもあるため，退院前の問診は重要です．行政上の基準として，公安委員会で免許証の更新をする際に，申請書にある質問票（表2）で，心配される症状について確認されます．2015年6月に改定された道路交通法では「てんかんや統合失調症など，一定の病気症状があり，車の運転に支障を及ぼす可能性のある患者が，免許の取得や更新時に病状を虚偽に申告した場合」には「1年以下の懲役または30万円以下の罰金」という規定が設けられています．一定の病気に当てはまるものがあれば，運転許可が下りない可能性があり，さらには虚偽の申告によって罰則も発生する可能性があります．

他に，常用薬の制限も設けられており，これは脳卒中発症に関係なく，普段より患者の内服薬にそれらが含まれていないかチェックしておかなければなりません（表3）．必要な薬剤を内服せず，未治療の状態で運転する

表2● 質問票　東京都公安委員会の例

質問票		
次の事項について，該当する□に✓印を付けて回答してください．		
1　過去5年以内において，病気（病気の治療に伴う症状も含みます．）を原因として，又は原因は明らかでないが，意識を失ったことがある．	□ はい	□ いいえ
2　過去5年以内において，病気を原因として，身体の全部又は一部が，一時的に思い通りに動かせなくなったことがある．	□ はい	□ いいえ
3　過去5年以内において，十分な睡眠時間を取っているにもかかわらず，日中，活動している最中に眠り込んでしまった回数が週3回以上となったことがある．	□ はい	□ いいえ
4　過去1年以内において，次のいずれかに該当したことがある． ・飲酒を繰り返し，絶えず体にアルコールが入っている状態を3日以上続けたことが3回以上ある． ・病気の治療のため，医師から飲酒をやめるよう助言を受けているにもかかわらず，飲酒したことが3回以上ある．	□ はい	□ いいえ
5　病気を理由として，医師から，運転免許の取得又は運転を控えるよう助言を受けている．	□ はい	□ いいえ
東京都公安委員会殿　　　　　　　　　　　　　　　　　年　　月　　日 上記のとおり回答します．　　　　　　　回答者署名 _____		
（注意事項） 1　各質問に対して「はい」と回答しても，直ちに運転免許を拒否され，若しくは保留され，又は既に受けている運転免許を取り消され，若しくは停止されることはありません． 　（運転免許の可否は，医師の診断を参考に判断されますので，正確に記載してください．） 2　虚偽の記載をした方は，1年以下の懲役又は30万円以下の罰金に処せられます． 3　記載しない場合は手続ができません．		

表3● 注意を要する内服薬

- 睡眠薬
- すべての抗うつ薬：SSRI（選択的セロトニン再取り込み阻害薬）より三環系抗うつ薬でより眠気が出やすい
- 向精神薬：眠気を起こす副作用あり
- オピオイド：内服しはじめに眠気が出現しやすい
- 抗ヒスタミン薬（市販の風邪薬も含む）
- 散瞳を引き起こす点眼薬

など

（文献7より引用）

ことの方が危険であることも留意しなければなりません．

英国の事例として，文献5のp.16にてんかんについて，以下の記載があります．

「てんかん発症後，6カ月は再発がなくても運転は禁止されます．さらにてんかん再発のリスクが認められた場合は，1年間，運転は許可されません．また，抗てんかん薬の投与量変更・休薬の結果，てんかんを再発した場合も1年間，運転できませんが，治療を再開して6カ月間再発を見ない場合は，これより早めに運転が許可されるかもしれません．」

病院退院後に他院紹介（帰院）となる場合は，紹介状や診療情報提供書には，後遺障害の現状評価やリハ状況など，後述する「患者帰院前チェックリスト」に記載された情報を可能な限り記載してください．

② 患者帰院前チェックリスト《診療所プライマリ・ケア医》
- 運転再開の意志があるかご本人，家族，入院時病院担当医に確認
- 入院時病院担当医に対し下記情報を紹介状への記載してもらうよう依頼
  - ・麻痺状況，リハでの機能改善状況など神経内科や当該領域専門家の意見を確認
  - ・運転再開が可能かの評価を依頼
  - ・運転再開を目標としたリハ目標の設定を依頼
  - ・リハ継続の要否の確認，必要時のリハ実施施設の紹介依頼
  - ・入院中に実施できなかったことの確認
- 自院でリハ可能であれば，目標に向けセラピストと連携
- 当該疾患に関して運転の可否判断に関するガイドラインや判断基準が存在する場合はその確認（文末の「その他の有用なリソース」参照）

Step 4）生活社会環境の評価《主に退院後，診療所プライマリ・ケア医》

リハが必要にもかかわらず，入院時の担当医からリハ先の紹介がない場合，退院後に受けもつ医師はリハ可能施設の紹介を依頼したり，自ら探してリハを継続できるよう環境設定を行う必要が出てきます（**第1章5**）．

また，後遺症状の程度によっては，家族の支援（サポート体制）があれば「家族同伴で運転可」という運転許可を得られる場合があります．家族にはただ一緒の車に乗るだけではなく，運転補助をお願いすることになります．その際，運転中の注意力を維持するために家族に求めることとして，

以下があります[8]．そのため，家族が以下を実践できるかも評価ポイントとなります．

> ご家族にお願いすること[6]
> ① あらかじめ運転前にルートを確認しルートをシンプルにする
> ② 短時間運転を心がける
> ③ 速度を抑えるよう事前に話し合っておく
> ④ 運転中は話しかけない
> ⑤ テレビは観ない，音楽，ラジオは聞かない
> ⑥ （状況によっては）夕暮れや夜間運転をしない

Step 5）診断書の作成（適宜教習所での評価）

Step1）～3）に加えて運転シミュレーターでの評価を行います（高次脳機能障害のリハができる施設，もしくは近隣の自動車教習所に依頼）．ここでは運転見越反応検査，重複作業反応検査，処理判断検査が実施されます．ただし教習所の場合，健常者を対象として考案されており，必ずしも高次脳機能評価に適しているとはいえません[9]．これらの結果，適性と判断されれば，公安委員会指定の診断書に記入しますが，てんかんの再発を予見できないなど，現実には診断書の記載に難渋します．記載時に困らぬよう事前に記載項目を一読することをお勧めします．

法的に必須ではありませんが，病状にさらに見極めが必要な場合，患者や家族が希望する場合などは，教習所でのペーパードライバー講習の利用，教習所と連携ができていれば（p39参照），セラピストと教習所指導員の同乗による最終評価を行ったりと，自信がつくまでの練習を考慮します．

Step 6）運転免許センターでの適性検査

書類が揃えば，いよいよ運転免許センターでの評価です．運転免許センターに設置された適性相談窓口へ赴き，適性検査を受け，合格すれば運転免許が交付となります（条件によっては技能試験等は免除）．自動車事故対策機構のホームページ[10]では，適性検査の詳細や，適性検査の結果の伝え方，効果的な助言・指導方法など詳しく説明されており一見の価値ありです．

● **もう一押し，知っておくべきこと**

①病院でのリハ目標が「帰宅」と設定された場合，運転適性を評価されないまま退院になる
②運転を許可するのは医師ではなく，公安委員会である（道路交通法施行令第33条の2の3）
③すべてが該当するものではなく，特定の症状を呈している者だけが該当する相対的欠格である（道路交通法施行令第38条の2及び第33条の2の3）
④届出行為は守秘義務違反とならない（道路交通法101条の6第3項）
⑤届出をしてもしなくても，刑事責任は問われない

こうして運転が再開された後も，引き続き評価された内容に変化がないか通院がある間はできる限りフォローを続けてください．患者さんや家族の生活を交通事故なく維持させることも，医師として重要な役割の1つです．

3 職場復帰について

運転とは別に職場復帰が可能かどうかの判断は，職種にもよります．

自動車運転を伴う復職では，海外ではその職種ごとにガイドラインが作成されています．職場復帰率が高いのは，筋力低下がないことと失行がみられないことで，職場復帰率は退院後18カ月で頭打ちとなるデータがあります[11]．

それぞれの職場に応じた基準が復帰に耐えられると判断されれば，まずは失敗しても影響が少ない作業から再開します．可能であれば職場の上司とともに状況を把握し，相談しながらより複雑な仕事に挑戦することが望ましいと考えます．並行して，職場復帰に必要な機能を維持向上をめざしてリハの目標設定を行います．

職場復帰に関しては疾病，障害の種類，重症度，また復帰後に求められる業務内容や時間により個別性が高いため，それぞれの事例で本人や職場，職場の産業医と綿密な連携を行いながら進めることが重要です．ここでもICF（**第2章7**）における生活や参加，また地域に根ざしたリハ（CBR，**第1章5**）の枠組みを踏まえることでより効果的な支援が可能となります．

◆ 文献・参考文献

1)「2015年版 数字で見る自動車」（国土交通省自動車局/監），日本自動車会議所，2015

2）国土交通省：第Ⅰ部第2章第3節 動き方の変化．「国土交通白書2013」，pp60-83，2013
3）内閣府共生社会政策統括官：平成17年度 高齢者の住宅と生活環境に関する意識調査結果（全体版） 11．外出の状況．http://www8.cao.go.jp/kourei/ishiki/h17_sougou/19html/2syou-11.html
4）Stroke and Fitness to Drive Checklist　Austroad's "Assessing Fitness to Drive" http://www.austroads.com.au/drivers-vehicles/assessing-fitness-to-drive（2016年5月閲覧）
5）「Assessing fitness to drive – a guide for medical professionals」（Driver and Vehicle Licensing Agency），2016
6）武原 格，他：脳卒中患者の自動車運転再開についての実態調査．日本交通科学協議会誌，9：51-55，2009
7）「脳卒中・脳外傷者のための自動車運転」（林 泰史，米本恭三/監，武原 格，他/編），三輪書店，2013
8）武原 格：高次脳機能障害者の自動車運転．リハニュース，60：2，2014
9）蜂須賀研二：高次脳機能障害と自動車運転．認知神経科学，9：269-273，2007
10）自動車事故対策機構：適性診断活用講座．http://www.nasva.go.jp/fusegu/tekisei.html
11）Marshall SC, et al：Predictors of driving ability following stroke: a systematic review. Top Stroke Rehabil, 14：98-114, 2007
12）Saeki S, et al：Return to work after stroke. A follow-up study. Stroke, 26：399-401, 1995
13）Rubin GS, et al：A prospective, population-based study of the role of visual impairment in motor vehicle crashes among older drivers: the SEE study. Invest Ophthalmol Vis Sci, 48：1483-1491, 2007
14）「リハビリスタッフ・支援者のための やさしくわかる高次脳機能障害 症状・原因・評価・リハビリテーションと支援の方法」（和田義明/著），pp16-17，秀和システム，2012
15）Hoover L：AAN Updates Guidelines on Evaluating Driving Risk in Patients with Dementia., Am Fam Physician, 82：1145-1147, 2010
16）斉藤 潤，他：認知症予防教室における対象者の判別法と評価法の検討．Dementia Japan, 19：177-186, 2005
17）Devos H, et al：Screening for fitness to drive after stroke: a systematic review and meta-analysis. Neurology, 76：747-756, 2011

◆ その他の有用なリソース
下記のリソースは，すべてインターネットで無料閲覧可能
18）日本医師会：道路交通法に基づく一定の症状を呈する病気等にある者を診断した医師から公安委員会への任意の届出ガイドライン，2014
19）日本精神神経学会：患者の自動車運転に関する精神科医のためのガイドライン．2014
20）日本てんかん協会：てんかんと自動車運転（ホームページ）
→同協会の「てんかんと自動車運転」に関するＱ＆Ａ／道路交通法改正に関するＱ＆Ａ（全28問）もオススメ
21）日本不整脈学会：再発性の失神患者における自動車運転制限のガイドラインとその運用指針．
22）日本不整脈学会：「道路交通法改正」の概要について．
→ （不整脈に起因する失神，植込み型除細動器患者）「不整脈に起因する失神例」および「ICD（CRT-D）植込み」例において，公安委員会への届出を考慮する状況／神経起因性（調節性）失神」患者における自動車運転の「診断書記載」のための運用指針／ICD・CRT-Dの植込み，失神の可能性がある不整脈と自動車運転に関する説明チェックリストなどが収載
23）日本不整脈心電学会，他：公安委員会へ提出する「再発性の失神」の自動車運転に関する診断書改訂，ならびに3学会合同検討委員会ステートメント一部改訂のお知らせ．
24）日本糖尿病学会：「無自覚性の低血糖症（人為的に血糖を調節することができるものを除く）」を呈するおそれがある患者の自動車運転に関する医師のための文書．2015
25）日本神経学会，他：わが国における運転免許証に係る認知症等の診断の届出ガイドライン．2014

〈森川博久，岡田唯男〉

第1章 どうしてリハが必要なんですか？

7 生命予後がよくなるリハ

Point
- リハは患者の生命予後をも改善しうる，攻めの治療です
- 心疾患・COPD・透析患者では，リハ介入で生命予後がよくなる明確なエビデンスがあります
- その他の疾患でも，生命予後の改善の可能性が示されつつあります

はじめに

　皆さんはリハと聞くと，落ちた機能を回復し維持するだけと思う方もいるかもしれません．しかし驚くべきことに，リハには**生命予後を伸ばす**効果もあることがわかってきており，まさに「攻めの治療」と言っても過言ではありません．近年特にエビデンスが蓄積されつつある内部障害（心機能・肺機能等の内臓機能障害）のリハの生命予後改善効果について，以下に説明します（表1参照[1〜14]）．

1 心臓疾患

　「心血管疾患におけるリハビリテーションに関するガイドライン（2012年度版）」[15]にあるように，心臓リハによる生命予後改善効果は多く示されています．心筋梗塞後の患者に心臓リハを行うと**死亡率は20〜25％減り**ました．慢性心不全や冠動脈疾患の患者でもリハにより**死亡率が低下**することがわかりました．明確な生命予後の改善が認められていることがわかります．

2 肺疾患（COPD）

　「ACCP/CTSガイドライン」[16]では，4週間以内に急性増悪があった患者において，急性増悪を防ぐために呼吸リハを推奨しています．CochraneレビューではCOPD（chronic obstructive pulmonary disease：慢性閉塞性肺疾患）患者に呼吸リハを行うと**死亡率を低下**させることがわかっていま

表1 ● リハで生命予後を改善する研究

臓器名	疾患名	効果	詳細
心臓	慢性心不全	死亡率低下	慢性心不全（EF40％以下でNYHA Ⅱ～Ⅳ度）の患者99人に、最大V̇O₂（分時酸素消費量）の60％の運動を週3回8週間＋その後週2回を1年間行うと、しなかった群と比較して全死亡が減った（RR＝0.37, 95％CI 0.17-0.84）[1]。また、慢性心不全患者を対象にした9つのRCT 800人のメタアナリシスでは、運動をしなかった群に比べて、全死亡が減った（ハザード比0.65）[2]。
	心筋梗塞	死亡率低下	心筋梗塞後リハをした10のrandomized clinical trials 計4,347人のメタ解析では、運動をした群（＋リスク管理、8週間以内に開始）はしなかった群と比較して、全死は低下し（オッズ比0.76, 95％CI 0.63-0.92）、心臓死も低下した（オッズ比0.75, 95％CI 0.62-0.93）[3]。また、心筋梗塞後リハをした22のrandomized clinical trials 4,554人のメタ解析では、全死は低下し（オッズ比0.80, 95％CI 0.66-0.96）、心臓死も低下した（オッズ比0.78, 95％CI 0.63-0.96）[4]。
	冠動脈疾患	死亡率低下	冠動脈疾患患者（うち心筋梗塞67％）に対する48個のRCT 計8,490人をシステマティックレビューで集めたメタ解析では、運動療法単独（39％）もしくは総合的心臓リハ（61％）を行うと、しなかった群と比較して、全死は低下し（オッズ比0.80, 95％CI 0.68-0.93）、心臓死も低下した（オッズ比0.74, 95％CI 0.61-0.96）[5]。
肺	COPD[※1]	死亡率低下	9個のRCT 計432人のCOPD患者において、運動療法を含む呼吸器リハをした群では、しなかった群と比較して、死亡率が低下した（オッズ比：0.28, 95％CI 0.10-0.84）[6]。
腎臓	透析	死亡率低下	透析を受けている患者20,920人に対して、①通常の運動（週に1回以上）のある人はない人と比較してどの生命予後がよい（hazard ratio＝0.73, 95％CI 0.69-0.78）、②週あたりの運動回数が多いほど生命予後がよい（例えば週1回で0.82→週6～7回で0.69）[7]、③定期的な運動習慣をもつ透析患者の割合が多い施設ほど、施設あたりの患者死亡率が低い（運動習慣のある患者が10％増加するごとに、死亡率は低下する（HR＝0.92, 95％CI 0.89-0.94）[7]。
肝臓		不明	UpToDate, Pubmed, ガイドラインの検索をした範囲では生命予後を改善させる効果をどの記載はなかった。
脳	脳卒中[※2]	脳卒中ケアユニットで死亡率低下	24個のRCTでは、脳卒中ケアユニットに入院した脳卒中患者は、一般病棟に入院した者と比較して、1年後死亡率が低かった（オッズ比0.81, 95％CI 0.69-0.94）[8]。11個の論文のメタ解析では、多面的なリハビリテーションを行う病棟に入院した脳卒中患者は、一般病棟に入院した患者と比較して、退院時の生存率が高かった（オッズ比1.46, 95％CI 1.13-1.78）[9]。
	認知症	不明	認知症患者153人において、トレーニングを受けた介護者のもとで1日30分の運動を行うと、身体機能の改善やうつを低下させた[10]。認知症患者134人において、個別の運動プログラムを行うと、ADL低下を遅らせるが死亡率は改善しなかった[11]。認知症患者135人において、5週間にわたり計10回の作業療法を行うと、プロセス技能が日常生活の活動性が改善した[12]。認知症患者におけるリハで生命予後を改善する効果は示されていない。

脚注※1　COPD増悪で入院して48時間以内の患者389人に、早期（入院48時間以内に開始）に、通常のリハ（入院リハ（積極的有酸素運動、レジスタンストレーニング、神経筋電気刺激トレーニング等）を行うと、1年後リハ群と比較して、1年後の死亡率が増加した（オッズ比 1.74, 95％CI 1.05-2.88）[13]。

脚注※2　脳卒中ケアユニットに入院した脳卒中患者56人において、24時間以内に離床し訓練を開始した患者は、24～48時間で訓練を開始した患者と比較して、死亡率は前者で25.9％、後者で6.9％であった。NIHSSや年齢などで調整すると有意差はつかなかった（OR：5.26, 95％CI 0.84-32.88）が、死亡率が高くなる傾向がみられた[14]。

す．最近では日常生活の活動強度を表した「身体活動性」が予後と最も密接に関係するという報告がありました[17]．COPD患者のリハによる予後改善効果は明らかで，さらに日常生活の活動性が高いほど生命予後もよい可能性が示唆されています．

3 腎疾患（透析，CKD）

透析患者の観察研究では，**運動習慣の有無や運動回数と生命予後に正の相関**が示されています．慢性腎臓病（chronic kidney disease：CKD）早期からのリハによる予後改善については長期間の追跡が必要なため研究は難しいと思われますが，CKDの患者で運動耐容能やQOLの改善をもたらす報告もあり[18]，生命予後を改善する可能性は高いと考えられます．

4 脳疾患（脳卒中）

リハ介入の有無で純粋に比較したRCTはありませんが（標準治療であるリハを脳卒中患者に行わないことは倫理的に難しいため），リハを含めた多職種の集学的介入を行う**脳卒中ケアユニット**（stroke care unit：SCU）の**有無で明らかに生命予後が改善**することは証明されており[8,9]，リハは生命予後改善に寄与すると考えてよいでしょう．

おわりに

このように，リハ介入で生命予後がよくなるエビデンスがいくつも明らかになっています．リハは攻めの治療であり，他の薬物療法と同じように積極的に介入しましょう．なお，COPDと脳卒中では，超急性期にレジスタンストレーニングを含む高負荷のリハを行うことで予後悪化の報告もあります[13,14]（**表1**脚注参照）．超急性期はやり過ぎには注意して，関節可動域訓練やADL訓練などの低負荷のリハにとどめることがポイントです．ぜひこれらを踏まえて，患者さんの生命予後をもよくする医者をめざしましょう．

◆ 文献・参考文献

1) Belardinelli R, et al：Randomized, controlled trial of long-term moderate exercise training in chronic heart failure: effects on functional capacity, quality of life, and clinical outcome. Circulation, 99：1173-1182, 1999

2) Piepoli MF, et al：Exercise training meta-analysis of trials in patients with chronic heart failure (ExTraMATCH). BMJ, 328: 189-192, 2004
3) Oldridge NB, et al：Cardiac rehabilitation after myocardial infarction. Combined experience of randomized clinical trials. JAMA, 260：945-950, 1988
4) O'Connor GT, et al：An overview of randomized trials of rehabilitation with exercise after myocardial infarction. Circulation, 80：234-244, 1989
5) Taylor RS, et al：Exercise-based rehabilitation for patients with coronary heart disease: systematic review and meta-analysis of randomized controlled trials. Am J Med, 116：682-692, 2004
6) Puhan MA, et al：Pulmonary rehabilitation following exacerbations of chronic obstructive pulmonary disease. Cochrane Database Syst Rev, 10：CD005305, 2011
7) Tentori F, et al：Physical exercise among participants in the Dialysis Outcomes and Practice Patterns Study (DOPPS): correlates and associated outcomes. Nephrol Dial Transplant, 25：3050-3062, 2010
8) Stroke Unit Trialists' Collaboration：Organized inpatient (stroke unit) care for stroke. Cochrane Database Syst Rev, 9：CD000197, 2013
9) Evans RL, et al：Multidisciplinary rehabilitation versus medical care: a meta-analysis. Soc Sci Med, 40：1699-1706, 1995
10) Teri L, et al：Exercise plus behavioral management in patients with Alzheimer disease: a randomized controlled trial. JAMA, 290：2015-2022, 2003
11) Rolland Y, et al：Exercise program for nursing home residents with Alzheimer's disease: a 1-year randomized, controlled trial. J Am Geriatr Soc, 55：158-165, 2007
12) Graff MJ, et al：Community based occupational therapy for patients with dementia and their care givers: randomised controlled trial. BMJ, 333：1196, 2006
13) Greening NJ, et al：An early rehabilitation intervention to enhance recovery during hospital admission for an exacerbation of chronic respiratory disease: randomised controlled trial. BMJ, 349：g4315, 2014
14) Sundseth A, et al：Outcome after mobilization within 24 hours of acute stroke: a randomized controlled trial. Stroke, 43：2389-2394, 2012
15) 循環器病の診断と治療に関するガイドライン（2011年度合同研究班報告）
「心血管疾患におけるリハビリテーションに関するガイドライン（2012年改訂版）」
http://www.j-circ.or.jp/guideline/pdf/JCS2012_nohara_h.pdf（2016年5月閲覧）
16) Criner GJ, et al：Executive summary：prevention of acute exacerbation of COPD：American College of Chest Physicians and Canadian Thoracic Society Guideline. Chest, 147：883-893, 2015
17) Waschki B, et al：Physical activity is the strongest predictor of all-cause mortality in patients with COPD: a prospective cohort study. Chest, 140：331-342, 2011
18) 上月正博：腎臓疾患のリハビリテーション．診断と治療, 102：391-394, 2014

〈菅藤佳奈子〉

第2章

誰も教えてくれない
リハオーダーと評価

第2章 誰も教えてくれないリハオーダーと評価

1 リハ処方箋のオーダーとそのときの心構え

> **Point**
> - リハ処方箋と他の処方箋はその使われる流れが異なります
> - 本人の能力だけではなく，家族や家屋の状況なども影響を及ぼします
> - リハ処方箋は一度出したらおしまいではなく，状況が変化するのに合わせて書き換えていきます

　患者さんがリハを受けるには，医師が必要と判断してリハ処方箋を処方することによって可能となります．しかし実際にはどのようにリハ処方箋を書くとよいかわからないというのが実情でしょう．ですから，電子カルテに用意されているものにチェックするだけであったり，簡潔に記載するだけですませているかもしれません．そもそもどのようにリハ処方箋を書くとよいか指導医から指導されていない可能性もあります．また，完璧なリハ処方箋を書かなければならないと思ってしまい，苦手意識・抵抗感が高くなって結果としてリハ処方をしないままになることもあるかもしれません．そのような状態からなんとか脱却していきたくはないでしょうか．
　ここではリハ処方箋をオーダーするときに心がけておくポイントと，どのようなポイントをおさえて記載するとよいかを説明していきます．

1 リハ処方初心者が心がけるべき3つのポイント（図1，2）

1）セラピストというワンクッションを挟むことになる

　投薬や処置は医師が中心となって治療方針を決め，処方箋を処方したり処置を行ったりすることで直接患者さんに介入を行います（図1左）．そしてその結果は検査結果や臨床症状から直接医師のもとに届き，その介入が適切なものであったか医師が直接判断することができます．
　一方，リハ処方箋でオーダーするのは「セラピスト（PT・OT・ST）という職種の介入」です（図1右）．当然セラピストも自分たちの専門知識を活かして患者さんの問診・診察・評価を行い，目標に達するには何が足り

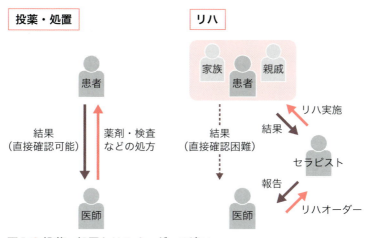

図1 ● 投薬・処置とリハオーダーの違い
リハはセラピストを介した患者へのアプローチとなる

ないかをセラピスト同士でも考え，どれくらいの期間でどの程度まで能力を向上させていけるかを考えています．しかし，その過程において医師がかかわることはそれほど多くありません．

また，すべての方のリハに医師が付き添うことは不可能なため，患者さんの状態の変化を逐一医師が把握することは困難となります．しかし，セラピストは接している回数と時間，密度が多くなるため，医師よりも本人の状態をしっかりと把握しています．急性期の医療と異なり，リハでは医師，セラピスト，看護師などによるチームで動いて機能していることを忘れてはいけません．

2) 本人以外の因子（家族や生活環境）も重要となる（図2）

次に患者さん本人以外の因子ですが，投薬や処置において本人の希望はそれほど大きく影響してきません．しかし，**リハの場合，動けるか動けないかはもとより，今までの家族との関係，今まで住んでいた家屋の状況などを含め，多くの因子が影響してしまいます**．ですから，本人の身体能力が十分に回復していたとしても，家族の理解と協力が得られなかったり，家屋状況から自宅にいた方が危険な場合もあります．逆に本人がそれほど動けなかったとしても家族が協力的であれば問題なく自宅で過ごすことが可能になる方もいます．

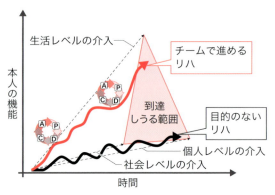

図2 ● チームでPDCAサイクルをくり返し機能向上と環境改善に努める
患者さん本人だけでなく家族や家屋などさまざまな因子が機能向上に影響する
（文献1より）

3）リハ処方箋は状況に応じて常に変わるものである

　身体の状態が変化したら使用する薬剤の減量や増量，中止といった変更があります．同様に，リハ処方箋も一度出したら終わりではなく，評価時点ごとの本人の身体能力の変化，家族を含めた希望によっても変動し，場合によってはリハ処方箋を書き換える必要があります．これ自体はリハを実施しないとわからないので，セラピストと情報交換をしながら，目標レベルに向かうにはどのように進めると最短かを相談して必要に応じて追加の指示を出すことになります．

　このPDCAサイクル（Plan 計画→Do 実行→Check 評価→Act 改善の4段階をくり返して取り組みを継続的に改善させる手法の1つ）を医師，看護師，セラピストが協働することで回していき，できる限り本人の能力を伸ばし，家族や家屋状況を改善させていくことがリハで求められるのです（図2）．

2　リハ処方箋の記載のポイント

　実際のリハ処方箋は，以下の点を中心に簡潔に記載します．

1）基本的な情報

・原因となった疾患とそのおおよその発症日
・併存疾患

- 既往歴（特に体の動きなどに支障があるときはその経過）
- 服薬状況
- 社会的背景

2) 評価項目
- 身体能力の評価結果（書ける範囲で記載する）
- 認知能力の評価結果（家族の聞き取りを含めできるだけ記載することが望ましい）
- 摂食状況（嚥下や発語に問題があるときは必須）

3) リハ内容
- リハを行うにあたり問題と考えられる点（上記結果を踏まえて）
- オーダーするリハの種類（理学療法，作業療法，言語聴覚療法，など）
- 目標（期間と目標とするレベル，可能なら本人と家族の両方の希望を記載）
- 禁忌事項
- 中止基準

　どうでしょう，記載内容は多く感じるかもしれません．ですが「基本的な情報」のところなど，入院時の問診や身体診察で評価している項目が多いことに気づくのではないでしょうか．そうなのです．実はリハで必要とされる情報はそれほど特殊なわけではないのです．ここではどちらかと言うと**リハによって生じうる医学的リスクを回避し，リハを問題なく遂行するための情報を提供する**ことも重要となります．例えば，併存疾患のうち，高血圧の方であれば等尺性運動（筋肉の長さが変わらないような運動，例えば，肘を90°に曲げて息をこらえてダンベルを持ちつづける運動等）では血圧が上がりやすくなること，糖尿病の方が空腹時に運動することで低血糖になる可能性があるなど，リハに影響しそうな内容の記載と中止基準が重要となります．

　評価項目についても自分自身の評価に責任をもつと同時にセラピストの評価も尊重するようにします．なぜならリハはチームで動いており，セラピストも医師と同様に評価をしています．当然評価結果が異なることもあるでしょうが，その違いを否定するのではなく，なぜ違いが出てきたかを

話し合うことも重要となります．

　また，リハが面会時間でないときに行われる場合，セラピストが家族から話を聞く機会がない可能性がありますので，医師や看護師からの情報が役に立つこともあります．

●リハ処方箋の記載例

> 【病名】左大腿骨頸部骨折　（20XX年○月△△日受傷）
>
> 【経過】72歳　女性
> 　○月△△日，自宅内で電灯をつけようとして転倒し受傷．病院へ搬送され，上記診断がつく．翌日人工骨頭置換術（後方アプローチ）を受けている
>
> 【既往歴】高血圧症（内服加療中），脳梗塞（左片麻痺）5年前
>
> 【社会的背景】夫は5年前に死去．長男家族との4人暮らし．Key personは長男嫁．
> 　自宅は一軒屋．出口付近に坂，玄関に段差あり．手すりなどはない．
> 　今までは屋外へも自力で移動して買い物などを行っていたが，屋内でつまずくこともたびたび見られたとのこと
>
> 【内服薬】アムロジピン（5 mg），アセチルサリチル酸（100 mg）
>
> ＜入院時所見＞
>
> 【身長】155 cm　【体重】57 kg　【血圧】118/74 mmHg
>
> 【脈拍】76/分（整）　【JCS】Ⅰ-2　【MMSE】26/30
>
> 【失語症】なし【コミュニケーション】難聴あるも可能
>
> 【認知・見当識】若干混乱することあるも修正可能，【従命】可能
>
> 【聴力】両耳難聴　【発語】問題なし
>
> 【MMT】二頭筋：4/3＋，三頭筋：4/3＋，僧帽筋：4/4，腸腰筋：3/3，四頭筋：3/3，ハムストリングス：3−/3−，三頭筋：3/3
>
> 【握力】24/19 kg
>
> 【可動域制限】なし（トリックモーション認めず），【表在感覚】低下なし
>
> 【深部腱反射】bi−/＋，rad−/＋，tri−/＋，pate−/−，aki−/−，クローヌス（−）

【ADL】寝返り：可，起き上がり：可，端座位保持：可，立ち上がり：時間がかかるも可能（罹患肢への荷重は可能），移乗：要見守り，更衣（上）：要見守り，更衣（下）：軽介助必要，トイレ動作：軽介助必要，移動：4点杖

【構音・摂食・嚥下】RSST：摂食場面でムセなく評価せず，hoarseness：なし，構音障害：なし

パ：○，タ：○，カ：○

<問題点リスト>

【機能障害】筋力低下，脳梗塞後遺症による軽度麻痺

【活動制限】歩行障害，ADL障害，運動負荷

【参加制限】家族間の問題の有無，経済的問題の有無，住宅改修の検討，退院後のサポート体制

【禁忌】

・等尺性運動(血圧上昇予防のため)，禁忌肢位(股関節屈曲＋内転＋内旋)

・血圧測定して200/120 mmHg以上であれば報告してください

・心拍数が120回/分を超えたら一時中止，その後落ち着いたら負荷を減らして再開．戻らなければ中止

・酸素飽和度が90％以下であれば一時中止，その後落ち着いたら負荷を減らして再開．戻らなければ中止

<リハ内容>

【共通】高次脳機能障害の有無の評価，禁忌肢位の指導，自主訓練の指導，家屋環境の聞き取り，退院前に家屋調査予定，適宜物理療法は併用

【理学療法】筋力増強訓練，持久力増強訓練，関節可動域訓練，歩行訓練（屋内→屋外も）

【作業療法】日常生活動作訓練（ADL訓練）・生活関連動作訓練（APDL訓練），巧緻性訓練，自助具の必要性の評価

【言語聴覚療法】摂食嚥下能力の評価，高次脳機能障害の評価，問題がなければ終了

3 リハ処方箋オーダーにおける医師の役割

リハに関して医師の果たす役割は以下の点のようになります．

1）リハという列車に乗るためのチケット（リハ処方箋）を発行する

リハを行うには列車や飛行機に乗るときのようにチケット（リハ処方箋）が必要です．いくら患者さんがリハをやりたいと言っても，このチケットが発行されなければリハを受けられる可能性，機能向上の可能性すら生まれません．たとえ不十分なリハ処方箋であっても，セラピストと話をしていきながら修正は可能ですし，チームで話し合って「患者さんとその家族にとってのより適切な正解」を探し出すことは可能です．医師だけで1つの正解を見つけ出そうとする必要は全くありません．

2）目的地まで複数あるルートのなかからチームで話し合って最短・最適なルートを探し出す

これもチームでリハに取り組む目的の1つです．患者さんが100人いれば100通りの答えではなく，家族の希望や家屋の状況を踏まえると200〜300通りの可能性が出てきます．そのなかで満点ではないものの，セラピストや看護師からの異なる意見も取り入れてある程度妥協できる点を見つけ出し，その目標に達するまでの期間を設定して進めていくこと，それがリハなのです．

3）リハは患者さん自身で動いて行うもので，セラピストはあくまでも手助けするのみであることを伝える

リハ病院に来た患者さんですら言われることが多いのは「リハって本当に自分で動かさなければならない」ということです．入院時の説明で事前に話しているにもかかわらずです．

世間にはリハ＝マッサージ，牽引ホットパックなどの物理療法，と受け止めている方が多いのが実情です．しかし，それらをいくら行っていても一度落ちた筋力は戻りません．ですので，リハを受けるからにはしっかりと**自分の力で動かして鍛え直すことに集中してもらいましょう**．また，リハの時間だけ体を動かしてそれ以外の時間は介助してもらっていることもよくみられます．**転倒・転落の危険性に配慮したうえで病棟スタッフ**と連

携して病棟やベッドサイドでも実施できる自主訓練プログラムを作成するようにします．

4）目標とするレベルに達したことを患者，家族に伝え，自宅に戻ってからも困らないよう，在宅チームに引き継ぐ

　患者さんや家族のなかには，リハを行えば元の状態にまで回復すると思っている方がいます．ですが，一概には言えないですが入院から2カ月くらい経つと患者さんは病棟での生活に慣れ，家族は患者さんのいない生活に慣れてしまい，長くなればなるほどますます退院調整が大変になることすら起こります．

　身体能力の向上は直線的ではなく，はじめは大きな変化がみられないものの急に機能向上がみられる時期が来ます．そして段々とプラトーになっていき，その後はいくらやってもほとんど変化が出てきません．また，いくらリハ室や病棟で訓練を続けても，**環境の全く異なる自宅で問題なく生活できるわけでもありません**．現環境でのリハでは伸びないレベルに達する頃に退院できるよう本人と家族に促していくのも医師の大きな役目です．

　当然本人や家族からは不安の声が出てきますので，自宅近辺にある在宅ケアチームに入院中から相談して継続してかかわってもらうように調整を行います．

　一見複雑かつ大変に思えるリハ処方箋のオーダーですが，このような背景を理解すると今までよりも肩の力を抜いてオーダーすることができるのではないかと思います．ぜひとも多くの方にリハを受けるチャンスが提供されることを期待しています．

◆ 文献・参考文献
1）佐藤健一：症例16．「総合診療専門医 腕の見せどころ症例2」（草場鉄周，他/編），中山書店，2016

〈佐藤健一〉

2 リハの種類
～一口にリハというけれど～

> **Point**
> - リハの種類は治療法，病期，場（制度）による種類があります
> - 病期によってリハの役割が異なります
> - リハは一般に入院から在宅，医療から介護，回復期から維持期への流れになります

リハと一口に言っても，治療法の種類，病気（ステージ）の種類，行われる場（制度）による種類があります．

1 治療法の種類

リハは医師，看護師，医療ソーシャルワーカー等を含めた多職種協働によるチーム医療によって成り立ちますが，セラピスト（療法士）によって行われる狭義のリハ治療として，理学療法，作業療法，言語聴覚療法の3つがあります．

1）理学療法

運動療法が主体ですが，物理療法が併用されることがあります．

① 運動療法

- 関節可動域（ROM）訓練：関節機能の維持・改善を図るリハ．他動運動と自動運動がある
- 筋力増強訓練：筋力の維持と増強を図るリハ．等尺性，等張性，等運動性運動がある
- 協調性訓練：小脳障害等に動作の円滑な動きを図るリハ
- 基本動作・移乗動作訓練：寝返り，起き上がり，起立，移乗などのADLのリハ
- 歩行訓練：歩行能力の向上を図るリハ．装具，補助具の調整をする

② 物理療法

疼痛などの軽減や運動療法の効果を高めるために行われる．温熱療法，

寒冷療法，水治療法，電気（刺激）療法，光線・電磁波療法，マッサージ，牽引療法，バイオフィードバック，神経ブロック，経頭蓋磁気刺激などがあります．

2）作業療法

- 機能的作業療法：上肢を中心に，運動機能の改善を図るリハ
- ADL訓練：食事，更衣，整容動作などに対するリハ．家事動作など応用動作も含む
- 職業前訓練：職業能力を再評価し，社会復帰を図るリハ
- 支持的（心理的）訓練：心理的葛藤に対し，作業によってストレスを軽減するリハ
- 高次脳機能訓練：高次脳機能の改善や代替手段獲得を図るリハ

3）言語聴覚療法

- 狭義の言語聴覚療法：構音障害，失語症，言語発達障害に対するリハ
- 摂食・嚥下機能訓練：間接・直接訓練を通し，嚥下機能訓練や食形態調整を行うリハ

その他，義肢・装具療法，リハビリテーション機器など補装具による治療法がありますが，上記の治療のなかで，適応を見極め処方します．

2 病期（ステージ）の種類

リハは，発症後の経過により，急性期，回復期，維持期（生活期）の3つの病期に分けることが提唱されてきました．特に2000年には介護保険の施行とともに，回復期リハビリテーション病棟制度が生まれ，その概念が定着しました（図）．

急性期は発症早期のリハで，疾患・リスク管理に重きをおきながら，廃用症候群の予防を中心とした主として急性期病院で行われる時期を言います．この時期のリハは安静が強調され，軽視されていましたが，最近は推進されるようになってきました．

回復期は急性期を過ぎ，より負荷の高いリハを行い，機能障害や能力障害の回復・改善目的を中心とした時期です．在院日数短縮の流れのなかで，回復期リハ病棟のリハがその中心になってきました．一般に在宅復帰，時に職場復帰をめざします．

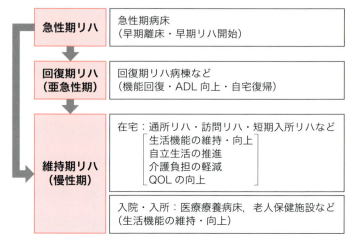

図 ● 高齢者リハビリテーション医療のグランドデザイン
（文献1より引用）

　維持期は，獲得された機能や能力の低下を防ぎ，安定した日常生活を送れるよう指導する時期です．近年維持期（慢性期）とされる時期でも機能，能力の改善が期待できる症例があること，その場が生活の場であることから，生活期と呼ばれることが多くなりました．

3 行われる場（制度）による種類

1) 入院におけるリハ

　脳血管疾患等リハ，廃用症候群リハ，運動器リハ，呼吸器リハ，心大血管疾患リハの疾患別リハにわかれています．施設基準により疾患別リハ料は（Ⅰ）〜（Ⅲ）に分かれています．また標準的算定日数が疾患別に定められています．1人に6単位※まで算定が可能ですが，脳血管疾患等の疾患は発症2カ月以内（一部1カ月以内）では9単位が認められています（表）．さらに起算日から30日間に限って早期リハ加算（1単位につき30点），施設によっては14日間はさらに初期加算（＋45点）が算定できます．標準的算定日数を超えた場合は月に13単位までの維持期リハとなり，それを超えれば患者自己負担になります．ただし，高次脳機能障害，重度の頸髄損

※1単位とは個別に20分以上のリハを行うこと

表● 疾患別リハビリテーション早見表

	心大血管疾患リハビリテーション料（H000）	脳血管疾患等リハビリテーション料（H001）	廃用症候群リハビリテーション料（H001-2）	運動器リハビリテーション料（H002）	呼吸器リハビリテーション料（H003）	算定上限
Ⅰ	205点	245点	180点	185点	175点	6単位/日（9単位/日※）
Ⅱ	125点	200点	146点	170点	85点	
Ⅲ		100点	77点	85点		
標準的算定日数	150日	180日	120日	150日	90日	標準的算定日数後は、月13単位まで

※ 回復期リハビリテーション病棟入院料を算定する患者や脳血管疾患等の患者のうちで発症後60日以内等の場合
（文献2を参考に作成）

傷等で，治療を継続することにより状態の改善が期待できると医学的に判断される患者には算定が延長できることがあります．

それ以外に，月に1度，患者の評価を行い，総合的な計画を策定する「リハビリテーション総合計画評価」〔3カ月以内に，機能予後の見通しを説明し，目標設定の支援等を行った場合，「目標設定等支援管理料」（初日250点，2日め以降100点）〕が算定できます．

その他訓練別のリハとして，摂食機能療法，視能訓練，難病患者リハビリテーション料，障害児（者）リハビリテーション料，がん患者リハビリテーション料，認知症患者リハビリテーション料，リンパ浮腫複合的治療料，集団コミュニケーション療法料が定められています．

2）通院（外来）におけるリハ

入院から在宅，医療から介護，回復期から維持期への移行がソフトランディングできるよう，通院（外来）リハを行う例があります．入院と同様，疾患別の標準的算定日数を超えると原則月13単位となります．**病院に通院するリハですので，多くの訓練時間は期待できず，自宅での自主訓練の指導が重要**になります．

3）通所リハ（デイケア）

通所リハ（デイケア）とは介護保険のなかで行われる通所サービスで，

要介護状態の軽減もしくは，悪化防止のため，**在宅患者のADLの改善を図ること**や，**介護する家族の介護量軽減を主な目的**として行われます．最近では通所介護（デイサービス）同様，送迎，食事，入浴サービスを実施している施設も増えています．リハビリテーションマネジメント加算，短期集中個別リハビリテーション加算，生活行為向上リハビリテーション実施加算，社会参加支援加算などの取り組みを評価する加算があります．

4）訪問リハ

　訪問リハでは居宅において療養を行っている障害者・高齢者等に対し，診療に基づく計画的な医学管理を継続して行いつつ，PTまたはOT，STが訪問し，基本的動作能力・応用的動作能力・社会適応能力の回復を図るための訓練等を行います．

　医療保険と介護保険の両方がありますが，いずれも医師が必要としたものに限ります．要介護認定者は介護保険優先が原則ですが，急性増悪した患者や厚生労働大臣が定める疾病などでは医療保険になることもあります．

　訪問リハは，何といっても**生活の場で**，**訓練・助言ができる**ということが強みではありますが，訓練の環境が整っていない，訪問までの時間がかかるなど非効率的な部分もあり，閉じこもり予防（社会参加），介護負担の軽減などからも，**いずれは通所リハに移行する**ことが一般に求められます．

介護期・終末期の提唱

地域リハビリテーションを推進している大田仁史は，維持期の次に，最期まで人間らしく生きられることを支援する時期，「介護期・終末期」を提唱しています[4]．

◆ 文献・参考文献

1）石川 誠：リハビリテーション医療について．「高齢者リハビリテーション医療のグランドデザイン」（日本リハビリテーション病院・施設協会/編），pp13-17，青海社，2008
2）「2016-2017年版 イラスト図解 医療費のしくみ」（木村憲洋，川越 満/著），日本実業出版社，2016
3）「実地医家に役立つリハビリテーションの知識と技術―在宅でのチーム医療をめざして」（蜂須賀研二，佐伯 覚/編），医歯薬出版，2009
4）「地域リハビリテーション論 Ver.6」（大田仁史/編著，浜村明徳，他/著），三輪書店，2015
5）「これならわかる〈スッキリ図解〉介護保険 第2版」（高野龍昭/著），翔泳社，2015
6）「現代リハビリテーション医学 改訂第3版」（千野直一編），金原出版，2009

〈北西史直〉

3 リハ関連職種の視点と専門職連携のコツ

Point
- 理学療法士は,心肺機能・運動機能の評価・訓練を通して,目的活動・社会参加を促します
- 作業療法士は,日常生活の作業を通して社会とのかかわりをつくり,対象者(患者)を元気にします
- 言語聴覚士は,コミュニケーションや食を通して笑顔で楽しく生きていくことをともに考えます
- これらのリハ関連職種の強みを理解し,パートナーとして互いの強みを活用し,統合したケアを実践することが専門職連携のコツになります

はじめに

　リハ医療は,基本的動作能力の回復等を目的とする理学療法,応用的動作能力や社会的適応能力の回復等を目的とした作業療法,主に言語聴覚能力の回復等を目的とした言語聴覚療法より構成されます.いずれも実用的な活動の実現を目的としていますが,医学部教育のなかでは各職種の役割について学ぶ機会はほとんどありません.そこで本稿は,各リハ関連職種(セラピスト)がもつ視点・価値観を紹介し,互いの強みを活用し,対象者(患者)を中心とした統合ケアに結びつけるための連携における医師のかかわり方について提案します.

1　理学療法士 (physical therapist：PT) とは

　PTは,対象者(患者)の動作のなかから,体の機能や能力を評価し,それをもとに運動や物理療法,徒手療法などを用いた治療を計画し,体の機能を回復させること,できなかった動作をできるようにすること,ADLを高め,QOLを向上させることをめざします.PTの役割は**心肺機能・運動機能の分析・評価・訓練から,目的活動・社会参加へ促すこと**です.例えば関節がうまく曲がらない患者がいた場合,関節の可動域やその原因について中枢神経・末梢神経・筋肉から,それらの協調運動などを評価します.

骨や筋肉の構造や機能をはじめ，循環・呼吸などの機能も加味して，急性期では呼吸・循環機能の早期回復を目的に，回復期では座る・立つ・移動するなどの生活に必要な運動機能を回復・維持する目的のトレーニングをベッド上あるいはベッド周囲で行います．また回復期には関節可動域の拡大，筋力強化，動作練習といった運動療法をはじめ，温熱，牽引，電気刺激などを筋肉や神経に直接働きかける物理療法も併用します．病棟では主に機能向上がメインになりますが，訪問リハでは家族の介護負担を増加させないよう機能維持を検討するのも重要な仕事です．さらに，自宅の住環境や家族との関係なども踏まえたうえで，自宅で生活できるよう支援することにも力を発揮します．このようにPTは機能訓練から，目的活動・社会参加が促せるよう対象者（患者）をサポートしていきます．

2 作業療法士（occupational therapist：OT）とは

　作業療法における「作業」は「人が日常生活で行う目的活動のすべて」であり，その人にとって重要で，やってよかったと思え，これからもやろうとする自律的なものを「意味のある作業」と呼びます．この獲得のためにOTと対象者（患者）が協働的関係を結び，**その人がよりよい作業的存在となることができるように助け導く**のが作業療法です．OTは，**人は，作業をすることで元気になれる**という視点で働いています．

　リハに対する希望を尋ねると，「歩けるようになりたい」と多くの方が答えます．OTにとって疾病の重症度や麻痺の程度，筋力等については作業療法を展開するうえで必要な情報ですが，それだけでなく歩けるようになってどこへ行き，何をすることが対象者（患者）にとって意味があるのか，その作業を遂行するうえでどのような問題を抱えているのかを最も重視しています．作業遂行とは「人−環境−作業」の相互作用の結果であり，この3つを全体的にとらえて「いつ，どこで，何を，どのように，誰と」作業できることが最もその人らしいのかを考えます．人は，身のまわりのことやしたい作業が継続できることで自尊心を保ち，誰か（何か）の役に立つことで有能感を抱き，元気でいられます．このようにOTは，対象者（患者）の語りに耳を傾け，どのような作業が対象者（患者）の心を動かすのかを一緒に探し，それを実現するための目標設定を一緒に考える姿勢を大切にしています．

3 言語聴覚士 (speech-language-hearing therapist：ST) とは

たくさんの人とコミュニケーションをとること，おいしい食べ物を食べることは，充実した日々を過ごすために大切なことです．STは，**病気や障害によりこれらの楽しみを失った方に対してコミュニケーションや食を介して，笑顔で楽しく生きていくことを援助する**専門職です．

コミュニケーションは，Speech（発語・発声）・Language（言語）・Hearing（聴覚）・認知のレベルにわけることができます．例えばLanguageの障害である失語症の方には直接的なアプローチとして絵カードなどを使用してことばの理解訓練，呼称訓練などを実施します．また失語症により生じる家族の精神的負担を軽減するために家族に向け対象者（患者）とのコミュニケーション方法（文字を見せる，ゆっくり話すなど）を指導します．同様に食べることについては，先行期（認知期）・準備期・口腔期・咽頭期・食道期の5つの段階にわけ評価します（第2章12）．筋力トレーニング，飲み込みやすい食形態・姿勢の指導，経口の楽しみ方の提案，食べることの意味づけを一緒に考えます．

コミュニケーションや嚥下に問題を抱えている方は，障害が目に見えにくく周りから理解されにくいため家族や社会から孤立してしまう可能性があります．そこでSTが対象者（患者）と家族や他職種との連携をとり，互いに理解し合えるよう対象者（患者）の代弁者となることも重要な役割となります．

4 連携のコツ

3つのリハ関連職種は互いに強みをもち，対象者（患者）が社会に積極的にかかわれるよう領域横断的に働いています．しかし多くの医師は患者が社会に復帰していく方法を学んでおりません．医師は医療の場では診断・治療を専門としていますが，リハ関連職種をはじめ，あなた（医師）が知らない多くの異なる視点・価値観をもった専門職が働いております．地域の場では，医療だけでなく保健・福祉などの専門職も働いております．知らない他の職種と接するときには不安や戸惑いが生まれるかもしれません．しかしそこで勇気を出して，**その職種のことを知ろうと，教えてほしいと声に出してみてください**．すべての医療従事者はあなた（医師）のパート

ナーです．他の視点・価値観を活用し，あなた（医師）の視点・価値観と照らし合わせてみてください．それができれば，職種間で建設的な意見を交わし合うことができ，本来の患者・利用者中心のアウトカムを達成できるような統合したケアを構築することができます．それが，互いが互いについて，ともに学び合いながら患者中心のケアを実践する専門職連携のあるべき姿だと思います．

◆ 文献・参考文献

1)「理学療法士ガイドライン」（日本理学療法士協会/編），平成24年4月1日一部改正
http://www.japanpt.or.jp/upload/japanpt/obj/files/about/031-0422.pdf （2016年5月閲覧）
2)「作業療法の世界—作業療法を知りたい・考えたい人のために 第2版」（鎌倉矩子，他/編，鎌倉矩子/著），pp1-4, pp108-127, 三輪書店，2004
3)「作業で語る事例報告—作業療法レジメの書きかた・考えかた」（齋藤佑樹/編），pp6-41, 医学書院，2014
4)「はじめての言語障害学—言語聴覚士への第一歩」（伊藤元信/著），協同医書出版社，2010
5)「生活を支える高次脳機能リハビリテーション」（橋本圭司/著），三輪書店，2008
6) チャレンジ！多職種連携（在宅・地域版）
http://ipeipw.org/files/IPE2014-01_116.pdf （2016年5月閲覧）

〈春田淳志，後閑良平，本多淑恵〉

4 回復期リハ病棟，介護老人保健施設，地域包括ケア病棟

Point
- 回復期リハの中心は回復期リハ病棟で，豊富なスタッフでチームアプローチが行われています．集中的な機能訓練が期待できます
- 介護老人保健施設は，病院と在宅，医療と介護の中間的な施設で，加えて維持（生活）期のリハの機能ももっています
- 地域包括ケア病棟は，2014年に誕生し，小回りが利き，「ときどき入院，ほぼ在宅」の役割が期待されています

現在の医療保険制度，介護保険制度のなかで，在宅復帰をめざしリハに力を入れている病棟，施設は回復期リハ病棟，介護老人保健施設，地域包括ケア病棟の3つがあげられます．順に説明します．

1 回復期リハ病棟

回復期リハ病棟は2000年に制度化された回復期リハの専門病棟です．「脳血管疾患または大腿骨頸部骨折等の患者に対して，ADLの向上による寝たきりの防止と家庭復帰を目的としたリハビリテーションを集中的に行うための病棟であり，回復期リハビリテーションを要する状態の患者が常時8割以上入院している病棟」と定義されています（厚生労働省：別添1 医科診療報酬点数表に関する事項より）（表1）．

回復期リハは2008年より質の評価が導入され，看護師，PT・OT・STの人員などで，区分1〜3に分かれています（表2）．

回復期リハ病棟の特徴は，専従PT・OT・STが，朝夕の申し送りをはじめ，毎日のカンファレンス・ミーティングに医師，看護師，MSWらとともに参加することで，**情報の共有化（訓練の見える化）** ができ，「できる」ADLと「している」ADLの差を最小限にしたことと，総合的なリハ実施計画を策定することによって，**目標指向型のリハ**ができるようになったところにあります．集中的な機能訓練でADLの向上が期待できる症例に有効です．

表1 ● 回復期リハを要する状態

1. 脳血管疾患，脊髄損傷，頭部外傷，くも膜下出血のシャント手術後，脳腫瘍，脳炎，急性脳症，脊髄炎，多発性神経炎，多発性硬化症，腕神経叢損傷等の発症後もしくは手術後の状態または義肢装着訓練を要する状態（算定開始日から150日以内）
2. 大腿骨，骨盤，脊椎，股関節もしくは膝関節の骨折または2肢以上の多発骨折の発症後または手術後の状態（同90日以内）
3. 外科手術または肺炎等の治療時の安静により廃用症候群を有しており，手術後または発症後の状態（同90日以内）
4. 大腿骨，骨盤，脊椎，股関節または膝関節の神経，筋または靭帯損傷後の状態（同60日以内）
5. 股関節または膝関節の置換術後の状態（同90日以内）

など

（厚生労働省告示第五十三号別表第9より作成）

表2 ● 回復期リハ病棟入院料と施設基準

入院料	診療報酬点数	医師	看護師	リハビリテーション要員	施設等	その他
1	2,025点	専任の常勤医師1名	患者13名に対して常時1名	理学療法士3，作業療法士2，言語聴覚士1，社会福祉士1	心大血管疾患，脳血管疾患，運動器，呼吸器リハビリの施設基準をクリアしている	入院している患者で重症者が30％以上，医療・看護必要度A項目1点以上が5％以上
2	1,811点		患者15名に対して常時1名	専従の理学療法士2名 専従の作業療法士1名		新規入院患者のうち20％以上が重症者など
3	1,657点					―

（文献3より）

2 介護老人保健施設

　介護老人保健施設は，介護保険による施設サービスを提供する施設の1つで，「施設サービス計画に基づいて，看護，医学的管理の下における介護および機能訓練その他必要な医療並びに日常生活上の世話を行うことにより，入所者がその有する能力に応じ自立した日常生活を営むことができるようにするとともに，その者の居宅における生活への復帰をめざすものでなければならない」と省令で定められています〔厚生労働省：介護老人保健施設の人員，施設及び設備並びに運営に関する基準（平成11年3月31日厚生省令第40号），第1条の2より〕．

表3 ● 地域包括ケア病棟の入院料・入院医療管理料と施設基準

	診療報酬点数	医師	看護師	その他の従事者	施設等	算定可能限度（入院可能日数）
入院料1	2,558点	医療法に準拠	患者13名に対して常時1名	常勤の理学療法士，作業療法士，言語聴覚士が1名以上，専任の在宅復帰支援担当者1名以上	病棟単位	60日
入院料2	2,058点					
入院医療管理料1	2,558点				病室単位	
入院医療管理料2	2,058点					

（文献3より引用）

急性期病院や回復期リハ病棟等から続く**在宅復帰を目的とする入所リハ**（在宅復帰機能）だけではなく，短期入所や通所，訪問リハにより，**在宅療養中の機能低下の改善や維持を目標としたリハ**（在宅支援機能）も提供されます[5]．さらに，**常勤医師の配置**が義務付けられています．

介護老人保健施設には回復期リハ病棟などを経由しても在宅復帰が困難な症例に，さらなるADLの向上や環境調整などをめざす機能が期待されていましたが，人員不足などで理想どおりにはいかない状況にありました[4]．そこで，2012年の介護報酬改定では，在宅復帰率，ベッド回転率などの要件を満たせば，「在宅強化型老健」「在宅復帰支援加算型」として高く評価されるようになり，在宅復帰機能強化が促されました[2]．

3 地域包括ケア病棟

2014年の診療報酬改定で登場したのが，地域包括ケア病棟入院料です．急性期病棟からの患者の受け入れだけでなく，**在宅や施設からの緊急入院も受け入れ，在宅や施設への復帰を目標にした病棟**です．病棟単位で届け出る地域包括ケア病棟入院料1，2と，200床未満の医療機関において病室単位で届出可能な地域包括ケア入院医療管理料1，2があります（表3）．

看護職員13対1以上，専従のPT，OTまたはST 1人以上，専任の在宅復帰支援担当者1人以上，重症度，医療・看護必要度による評価要件，データ届け出加算の届け出，リハビリテーション料の届け出などの要件があります．さらに地域包括ケア病棟入院料（入院医療管理料）1は，在宅復帰率7割以上，居室面積6.4 m²以上が要件です．

まだ登場してまもない病棟ですが，全国から少しずつ成果が発表されています．地域包括ケアシステム構築のため，小回りが利き，「**ときどき入院，ほぼ在宅**」の象徴として期待されています．

◆ 文献・参考文献

1）「地域リハビリテーション論 Ver.6」（大田仁史/編著，浜村明徳，他/著），三輪書店，2015
2）「これならわかる〈スッキリ図解〉介護保険 第2版」（高野龍昭/著），翔泳社，2015
3）「2016-2017年版 イラスト図解 医療費のしくみ」（木村憲洋，川越 満/著），日本実業出版社，2016
4）「リハビリテーションと地域連携・地域包括ケア」（日本リハビリテーション医学会/監，日本リハビリテーション医学会診療ガイドライン委員会，リハビリテーション連携パス策定委員会/編），診断と治療社，2013
5）野尻晋一，他：介護老人保健施設による在宅支援．Medical Rehabilitation, 188：27-32, 2015

〈北西史直〉

5 リハの開始基準と中止基準

Point
- 廃用症候群の予防のために急性期リハが必要です
- 安全にリハを行うためにリハの開始基準・中止基準があります
- 基準を把握したうえで，個々の症例に応じた指示を出しましょう

1 いつからリハをするか

　急性期治療にあたり，状態が安定するまで安静臥床にしてしまうと廃用症候群となり，なかなか退院できず入院期間が長くなってしまうことはよく経験されます．急性期リハにより安静臥床を回避し，**早期離床を図ることで入院期間の短縮や退院時の機能やQOLの改善，せん妄期間の短縮が期待できます**．入院早期からリハを開始して廃用症候群を予防することが重要です．

2 リハの開始基準

　ではどのような患者さんでリハを開始できるのでしょうか．闇雲にリハを行っても逆効果になりえます．安全にリハを開始できる状態にあるのか確認をする必要があります．現在，リハの開始に関する明確な基準は示されていませんが，「リハビリテーション医療における安全管理・推進のためのガイドライン」[1]や日本離床研究会による離床の安全基準[2]を参考にすることができます（表1）．主に**バイタルサイン，症状，心臓疾患の有無**をみています．これらの基準を満たさない場合はすべてリハ開始可能と解釈でき，大多数の患者さんでリハを開始できると考えられます．**これらの基準に該当する場合は原疾患の治療や評価を優先する必要がありますが，坐位訓練や関節可動域訓練など負荷量の少ない訓練を行える場合があります**．また該当しても特定の病態の場合には医師の判断で指示を変更してリハ処方をしてもよいでしょう．具体例については後ほど提示します．超早期・ICUでのリハは別物であり，"early mobilization"というキーワードで別の

表1 ● リハの開始基準（積極的なリハを実施しない場合）

バイタル	・安静時体温が38℃以上 ・安静時SpO_2 90％以下 ・安静時より異常呼吸が見られる（異常呼吸パターンを伴う10回/分以上の徐呼吸，CO_2ナルコーシスを伴う40回/分以上の頻呼吸） ・P/F比（PaO_2/FiO_2）が200以下の重症呼吸不全 ・安静時脈拍40回/分以下または120回/分以上 ・安静時収縮期血圧70 mmHg以下または200 mmHg以上 ・安静時拡張期血圧120 mmHg以上 ・意識障害の進行がみられる
症状	・安静時胸痛がある ・安静時の疼痛がVAS 7以上 ・リハ実施前に既に動悸・息切れ・胸痛がある ・坐位でめまい，冷や汗，嘔気等がある ・麻痺等神経症状の進行が見られる
心臓	・労作性狭心症 ・心房細動で著しい徐脈または頻脈がある ・心筋梗塞発症直後で循環動態が不良 ・著しい不整脈がある

（文献1, 2を参考に作成）

開始基準があります．ただし，いくつかの研究で予後悪化のエビデンスが出つつあるため，**重症例でのリハ開始については慎重な判断が必要です．また心血管疾患や脳卒中におけるリハは特殊であり，それぞれガイドラインがありますのでそちらを参照してください．**

3 リハの中止基準

リハの最中にバイタルサインの変動や症状の出現・悪化があった際にはいったんリハ中止を考慮します（**表2, 3**）．単純にリハを中止するだけではなく，負荷量が適切であったか，原疾患の評価や治療方針が適切かどうか見直すことが望まれます．またこれらの基準は施設ごとに独自のものを採用していることもありますので，自施設でどのような中止基準となっているか，一度確認してみることをお勧めします．

表2 ● リハの中止基準

バイタル	・SpO₂が90％以下となったとき（瞬間的に低下した場合は除く） ・脈拍が140回/分を超えたとき（瞬間的に超えた場合は除く） ・運動時収縮期血圧が40 mmHg以上，または拡張期血圧が20 mmHg以上上昇した
症状	・中等度以上の呼吸困難，めまい，嘔気，狭心痛，頭痛，強い疲労感などが出現 ・頻呼吸（30回/分以上），息切れが出現 ・息切れ・倦怠感が修正ボルグスケールで7以上になったとき ・意識状態の悪化 ・体動で疼痛がVAS 7以上に増強したとき
心臓	・運動により不整脈が増加 ・徐脈が出現

（文献1, 2を参考に作成）

表3 ● いったんリハを中止し，回復を待って再開する場合

バイタル	・脈拍数が運動前の30％を越えた場合．ただし，2分間の安静で10％以下に戻らないときは以後のリハを中止するか，またはきわめて軽労作のものに切り替える ・脈拍が120/分を越えた場合
症状	・軽い動悸，息切れが出現した場合
心臓	・1分間10回以上の期外収縮が出現した場合

（文献1, 2を参考に作成）

4 処方の工夫

　急性期リハ・早期離床を安全に行うための基準を紹介しましたが，ここまで提示したリハの開始基準や中止基準は，あくまで基準です．実際には個々の患者さんの状態に応じて，現場の判断も合わせて柔軟に対応することもできます．リハ処方の際にこれらの基準を把握したうえで，基準からはみ出す場合に，それぞれの疾患に特異的な指示を出すことも有用と考えられます．以下に具体的な処方例を提示します．

処方例① COPDでCO₂貯留傾向のある症例

　酸素投与によりSpO₂が90％以上になるとCO_2ナルコーシスを誘発してしまうため，目標SpO₂を90％とします．通常の基準ですと毎回リハ中止

になってしまうので，このような場合は医師の判断で以下のように書き足します．

「SpO_2 88％未満の5分以上の持続か，強い息切れの持続がなければ訓練を継続可です」

処方例②　高血圧・脂質異常症・糖尿病で動脈硬化が強く疑われる症例

リハによる運動負荷で症状が誘発されることがあるため，リスクが高い症例では注意すべき症状や対応について具体的に記載します．

「歩行訓練で息切れや狭心痛の他，下肢痛が出現したら末梢動脈疾患を疑うので連絡をください」

具体的に指示を出すことで互いの情報共有が深まります．医師－セラピストの双方向のコミュニケーションになりますので，積極的に指示を出してみてください．

◆ 文献・参考文献
1)「リハビリテーション医療における安全管理・推進のためのガイドライン」（日本リハビリテーション医学会/編），医歯薬出版，2006
2)「実践！早期離床完全マニュアル」（曷川 元/編著），慧文社，2007

〈樋口智也〉

第2章 誰も教えてくれないリハオーダーと評価

評価方法の使い分けとその限界

Point
- 定期的な評価はリハの効果判定，介入方法の見直しのためにも必須です
- １つの決まった評価方法があるわけではなく，複数を組み合わせて行います
- 本人の協力度合いによって評価内容は変化しうるので注意が必要です

　患者さんにリハ処方箋をオーダーする際に，現時点の状態を定期的に評価して記載していくことは非常に重要となります．例えば皆さんは患者さんの感染がコントロールされているか採血を行って定期的に評価していったり，高血圧症のコントロールが十分にされているかを評価するために血圧を測ったりしていると思います．それと同じで本人の機能を**定期的に評価することで本人の能力が変化しているか，健常の方と比べてどの程度支障をきたしているかなどの情報を得る**こと，そしてその情報をチーム内で共有していくことが可能となります．

　しかし，採血や血圧などと根本的に異なるのは，リハの分野では評価する範囲が多岐にわたることでしょう．

1 評価と一口にいっても，さまざまな視点がある

1）評価するレベルが複数ある（心身機能・身体構造，活動，参加）

　リハではICF（国際生活機能分類，第２章7）の表にあるように健康状態に問題が生じた結果，心身機能・身体構造（生物レベル，生命レベル）に支障を来たし，活動（個人レベル，生活レベル）も制限され，その結果社会活動（社会レベル，人生レベル）への参加が障害されます．採血や血圧はこれらの３レベルよりも上位の健康状態への評価といえるでしょう（第２章7，図1）．「心身機能・身体構造」ではMMT，筋緊張（第２章10），ROM（第２章9），高次脳機能障害（第２章13）などの評価項目を使用していくことになります．「活動」ではBADLやIADLを評価するためにFIMや

Barthel indexなどの評価方法を用い，「参加」ではAADLを用います．

2) 複数の評価方法がある（例：ADL評価法のFIM, Barthel index）

前述のようにADLの評価方法として主なものとしてFIMやBarthel index, modified Barthel indexなどがあります．つまり，1つに定まっていない（これからも定まらない）ものもあります．

ここで問題となるのは異なる施設で異なる評価方法を用いている場合でしょう．幸いFIMとBarthel indexでは変換することができるので，それを用いることで比較することは可能となります．

2 評価に関する注意点

1) 患者さんの覚醒状態，指示の理解度，協力度によって変化しうる

皆さんも眠たいときに本来の力を発揮できないように，身体が起きていないと本来の力を出すことができません．ですから，**病気の影響や薬物の影響で完全に覚醒していないときの評価は必ずしも本人の実際の能力を示しているわけではありません**．また，認知症の方は指示した内容を理解することができず，評価のための動作ができないこともよくみられます．最後に本人が意図的に体を動かさない，最大限の力を発揮しない可能性も考慮にいれる必要があります．

2) 世界的に比較できない日本独自の評価方法がある

評価する目的は「能力の変化を見る」と先ほど書きましたが，それ以外に他者，他施設，他国と比較するという目的もあります．リハを行うことで患者さんの能力がどこまで変化しうるか（予後予測），どの程度の期間でどのレベルに落ち着きそうかといった個人的な比較のみならず，自施設と他施設での違い，国による違いを比較することが可能です．そのためにはFIMやBarthel indexなど国際的に使用されている評価方法が重要となり，日本独自のものによる評価は国際的な比較研究には使用できないことを認識しておくことが大切です（表）．

3) 評価を画一的に行うのは難しいものもある

特にADLに関してですが，人間の生活は多岐にわたり，同じ行動を皆がしているとも限りません．かといってすべての項目を網羅する形で評価を

表● 評価方法の比較

国際的なもの	日本独自のもの
・FIM ・Barthel index ・MMSE ・6 minute walk test	・障害高齢者の日常生活自立度 ・認知症高齢者の日常生活自立度 ・改訂長谷川式簡易知能評価スケール（HDS-R）

していくことは必要となる時間と労力を考えると非効率的です．そのため，ADLの評価を行う場合は，大部分の方が共通して毎日くり返し実施する内容が中心となります．そのため，評価上は点数が高くても，評価項目に含まれていない能力が低い場合は日常生活に支障が出てくる可能性もあるのです．

　以上のように，評価方法にはさまざまなメリット，デメリットがあります．その両方を理解したうえで，評価方法を適切に利用していくことが医療者には求められるでしょう．

〈佐藤健一〉

第2章 誰も教えてくれないリハオーダーと評価

7 ICFによる評価方法

> **Point**
> - ICFモデルからリハの基本的な健康観・障害観が学べます
> - ICFはリハ分野における共通言語です
> - ICFシートを使って患者さんを評価することがリハの第一歩です

1 ICFとは？

　ICF（International Classification of Functioning, Disability and Health, 国際生活機能分類）は，1980年作成のICIDH（International Classification of Impairments, Disabilities and Handicaps, 国際障害分類）の改訂版として，2001年にWHO（世界保健機関）が採択した国際分類の1つです．ICFは健康状態，心身機能・身体構造，活動，参加，個人因子，環境因子の6つの視点にたって生活機能を評価するツールです．ICIDHの改訂版と位置付けられていますが，障害というマイナス面を評価することだけでなく，保たれている機能や周囲の支える環境などプラス面を評価する今までにない健康観や障害観を取り入れており，以前の分類と

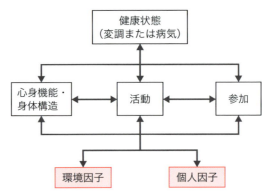

図1 ● ICFモデル
（文献1より引用）

は全く異なる分類と言えます．

　ICFで示されたICFモデル（図1）はその健康観や障害観がよく表現されています．このICFモデル（図1）で示されている【心身機能・身体構造】，【活動】，【参加】，【環境因子】について，さらに大分類で39，中分類では約400，より詳細な分類では約1,500の項目に分けられており，それらの項目を用いて評価・記述することで人の「生きること」の表現が可能です．ICFで評価された内容は割り付けられているコードでコーディングすることが可能です．コードはコーディングのルールにより共通であるため個人間から国家間までの比較が可能となります．そのため研究や国際的な健康に関する統計などにICFは利用されています．

2　ICFの臨床利用

　ICFは実際の臨床にも利用することが可能です．ただし約1,500項目ある細かい分類を使うのは煩雑すぎて，忙しい臨床の現場には適切ではありません．**臨床で利用する場合はICFの大分類や中分類から作成されたより簡易的なチェックシートを利用するとよいでしょう**．リハにかかわるスタッフはICFのことを知っています．後述する図2のようなICFの大分類で作成したICFシートや評価票を用いて患者さんを評価し，リハの内容について考えています．ICFの評価ツールで患者さんを評価し，他のセラピスト，患者さん，その家族と一緒に現状を視覚化したものを眺めながら協議することで共通の認識をもちながらリハの適切な方法や目標設定などを設定することができます．**まさにICFがセラピストや患者さん本人との共通言語となるのです．**

3　ICFモデル

　ICFは人の「生きること」にまつわるすべての要素のプラス面（肯定的側面）とマイナス面（否定的側面）を表現することが可能なようにつくられており，人の障害についてより中立的な立場をとっています．それはICFの概観（表1）をみるとより理解しやすいと思います．疾病などによって失われた機能だけに注目するのではなく，保たれている機能は何か，またはその患者さんを支える環境因子の促進因子は何かを明確にするといった視点があり，**それらのプラス面を評価する視点はICFの特徴の1つです．**

表1 ● ICFの概観

構成要素	第1部：生活機能と障害		第2部：背景因子	
	心身機能・身体構造	活動・参加	環境因子	個人因子
領域	心身機能 身体構造	生活・人生領域 （課題，行為）	生活機能と障害への 外的影響	生活機能と障害 への内的影響
構成概念	・心身機能の変化 （生理的） ・身体構造の変化 （解剖学的）	・能力 標準的環境における課題の遂行 ・実行状況 現在の環境における課題の遂行	物的環境や社会的環境，人々の態度による環境の特徴がもつ促進的あるいは阻害的な影響力	個人的な特徴の 影響力
肯定的側面	・機能的・構造的 ・統合性	・活動 ・参加	促進因子	非該当
	生活機能			
否定的側面	・機能障害 （構造障害を含む）	・活動制限 ・参加制約	阻害因子	非該当
	障害			

（文献1より引用）　　　　　　　　　　第1部は図1の中段，第2部は図1の下段にあたる

またICFモデルでは，「生きること」の3つのレベルが表現されています．【心身機能・身体構造】は「生命レベル」，【活動】は「生活レベル」，そして，【参加】は「人生レベル」とされています．それぞれのレベルは相互作用しあうことがICFモデル（図1）でも示されています．つまり，「生命レベル」のことが「生活レベル」や「人生レベル」に，または逆に「生活レベル」や「人生レベル」が「生命レベル」に影響することがあることを示しているのです．もちろん，ICFモデルでは3つのレベルだけでなく，【健康状態】，【環境因子】，【個人因子】も複雑に相互作用することが示されています．

総合診療専門医とリハビリテーション専門医の世界観

総合診療専門医とリハビリテーション専門医がお互いに親和性が高い理由の1つとしては，このICFモデルで示される，プラス面，マイナス面両方から考える新しい健康観・障害観にあると考えています．新しい専門医制度で示される総合診療専門医は，「人間中心の医療」がコアコンピテンシーの1つとして定められています．「人間中心の医療」とは患者背景（性別，年齢，人生体験，価値観，健康観，家族，職業歴，生活歴，コ

表2 ● 心身機能・身体構造の大分類[1]

心身機能	身体構造
精神機能	神経系の構造
感覚機能と痛み	目・耳および関連部位の構造
音声と発話の機能	音声と発話にかかわる構造
心血管系・血液系・免疫系・呼吸器系の機能	心血管系・免疫系・呼吸器系の構造
消化器系・代謝系・内分泌系の機能	消化器系・代謝系・内分泌系に関連した構造
尿路・性・生殖の機能	尿路性器系および生殖系に関連した構造
神経筋骨格と運動に関連する機能	運動に関連した構造
皮膚および関連する構造の機能	皮膚および関連部位の構造

表3 ● 活動と参加の大分類[1]

活動と参加
・学習と知識の応用
・一般的な課題と要求
・コミュニケーション
・運動・移動
・セルフケア
・家庭生活
・対人関係
・主要な生活領域(教育・就労・経済活動)
・コミュニティライフ・社会生活・市民生活

表4 ● 環境因子の大分類[1]

環境因子
・生産品と用具
・自然環境と人間がもたらした環境変化
・支援と関係
・態度
・サービス・制度・政策

ミュニティ,文化など)が健康や健康状態に相互に影響を与えることを理解し診療へ統合していくことです.このコアコンピテンシーの根底にある理念と,このICFモデルにおいて示されている健康観や障害観とは,ともに**医学モデルと社会モデルの統合**,つまり「**生物・心理・社会モデル**」が根底にあるため,相通じるものがあると考えています.

4 実際の症例をICFで評価してみよう!

では,ICFシート(**図2**)での評価手順を説明します.ICFでの評価を開始するときのポイントとしては,まずは【活動】と【参加】からはじめることです.その際ICFの大分類をチェックリストのように用いると評価しやすいです(**表2~4**).次に【健康状態】,【環境因子】,【個人因子】につ

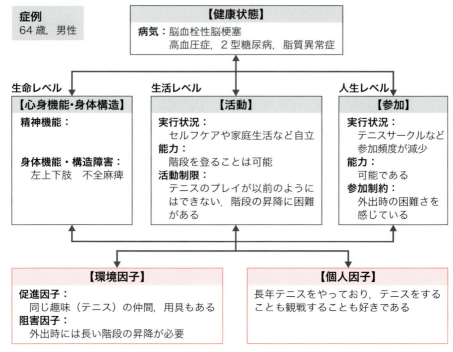

図2 ● 症例　脳血栓性脳梗塞のフォローで通院中の64歳男性（ICF評価例）
（文献2を参考に作成）

いて記述します．それぞれの項目と関連している【心身機能・身体構造】を記述します．最後に，全体を眺めて記載の不十分なところがないか確認します．

　【個人因子】については，ICFによる分類は示されていません．国や地域によってさまざまな文化や習慣があり，分類することはできないためです．そのため【個人因子】の評価は患者背景（性別，年齢，人生体験，価値観，健康観，家族，職業歴，生活歴，コミュニティ，文化など）のなかで特に「活動」や「参加」と関連していることを掘り下げて影響している内容を記述します．

　【環境因子】の注意点は，必ず患者自身の目線で促進因子なのか，それとも阻害因子なのかを評価することです．例えば，歩行に障害がある患者の場合，杖を用いると歩きやすくなるから促進因子であると考えがちです．

しかし，患者さんによっては杖の高さが合っていない，または筋力の低下があり杖自体を重く感じるなどで，杖を使っての歩行に困難さを感じていて杖はあるのに使っていない患者さんもいます．このように必ず，患者さん本人の目線で取り巻く環境について考えることが重要です．最後に実際の症例をICFで評価したものを提示します（図2）．いかがでしょうか？この患者さんへどのようなプランを立てるとよいのか，見えてきませんか？患者さんの視点に立ったICFの評価方法，そして，健康観や障害観を臨床現場に取り入れて活かしてみてください．

なお，第3章でICFの実際の評価例を提示しているので，参照してみてください．

「活動」と「参加」の違いについて

ICFでは，「健康との関連において，活動とは，課題や行為の個人による遂行のことである．参加とは，生活・人生場面への関わりのことである．」[1]とされています．図2の症例で説明すると，"ラケットを持ってボールを打ってテニスをプレイすること"は【活動】ですが，"テニスコートで仲間達とテニスをすること"は【参加】と言えます．より【参加】の方が社会的なレベルが強くなっているのを感じてもらえたらと思います．この【活動】と【参加】については，2015年の介護報酬改定で新しい報酬体系が取り入れられるなど，これからも注目されていく視点です．

◆ 文献・参考文献

1）「国際生活機能分類（ICF）—国際障害分類改定版—」（障害者福祉研究会/編），中央法規，2002
2）「ICF（国際生活機能分類）の理解と活用—人が『生きること』『生きることの困難（障害）』をどうとらえるか」（上田 敏/著），きょうされん，2005

〈髙栁宏史〉

第2章 誰も教えてくれないリハオーダーと評価

8 ADLの評価方法

Point
- ADLのレベルとしてBADL，IADL，AADLの3つがあります
- 何のための評価か考えて適切なADL評価ツールを選択する必要があります
- AADLは，まさに患者さん自身のQOLを考えたADLの視点です

1 ADL (activities of daily living：日常生活活動) とは

　歴史的な経緯としては，第二次世界大戦の際に多くの戦傷者が世界中にあふれました．この戦傷者である障害をもった患者さんたちを社会復帰させるために，ADLという概念がリハビリテーションの分野で生まれます．つまり，それまでの身体的な残存機能や障害を評価し治療をする考え方から，**日常生活や社会復帰において重要な動作（つまりADL）を評価し改善するといった考え方へ移行**したのです．現在ADLは，BADL（basic ADL：基本的日常生活活動）と，IADL（instrumental ADL：手段的日常生活活動）の評価スケールが考案されて一般的になっているほか，さらに近年は少子高齢化が進み疾病構造が変化しており，新たな患者ニーズに対して医療は応える必要が出てきています．そこで**今までにないAADL（advanced ADL：拡大日常生活活動）といった概念が生まれてきました**（図1）．

ADLを提唱したのは？
第二次世界大戦勃発後のアメリカ，ニューヨークのDeaver（医師）とBrown（理学療法士）がADLを提唱したと言われています．

それぞれのADLの違い
BADLは，排泄や移動などの日常生活の基本的な動作や行為です．
IADLは，BADLよりも複雑な行為で，屋内活動（電話や調理など）や屋外活動（買い物，交通機関の使い方など）のことです．
AADLは，個人のQOLの側面を意識した社会的な活動や行為（趣味，友人との交流など）などのことです．

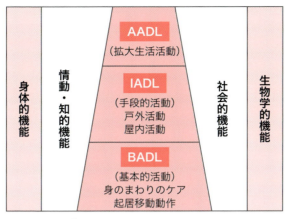

図1 ● ADLの階層モデル
（文献1より引用）

2 ADLの評価方法（総論）

　ADLの評価スケールは非常に多くありさまざまです．特にプライマリ・ケア領域では，外来で簡単に確認する項目を「DEATH SHAFT（デスシャフト）」（表1）と覚えて，患者さんや家族に確認します．ADLの評価項目や評価方法はどのようなスケールを用いるかによってそれぞれ多少異なります（表2）．例えば，障害高齢者の日常生活自立度（第2章15）もADLのスケールと言えますが，寝たきりの項目が評価のなかに含まれているため，より自立度の低く介護が必要となる人までを評価できます．「何のために，何を使ってADLを評価するか？」という視点は重要です．

　しかし，ADL評価スケールで全く評価項目が異なるといったものはなく，おおよそ似通っています．セラピストとうまく連携をとるためにも**所属医療機関のセラピストがよく利用しているADLのスケールを使うのが一番よい**と思います．そうすることで慣れているセラピストから指導を受けながら患者さんのADLの評価を行うことができます．

3 Barthel index（BADLの評価スケール）（表3）

　Barthel indexでの評価項目は，前稿第2章7のICFの分類では【心身機能】と【活動】に関連する全10項目で構成されており，それぞれの項目の

表1 ● DEATHSHAFT

BADL（基本的日常生活活動）	IADL（手段的日常生活活動）
D：dressing（着替え）	S：shopping（買い物）
E：eating（食事）	H：housekeeping（掃除などの家事労働）
A：ambulating（移動・歩行）	A：accounting（金銭管理）
T：toiletting（排泄）	F：food preparation（炊事）
H：hygiene（清潔）	T：transport（乗り物を利用した外出）

（文献2より）

表2 ● ADLの代表的な評価スケール

	BADL	IADL	BADL + IADL
スケール名	Barthel index Katz index 障害高齢者の日常生活自立度	Lawton & Brody 老研式活動能力指標	ADL-20 FIM（機能的自立度評価表）

自立度（3段階から4段階）によって点数化されています．注意点ですが，**たとえ満点としても介助が不必要であるとは言えず，また独居が可能であるともいえない**ということです．簡便でよく利用されていますが，BADLの部分を評価しているにすぎないため，Bathel indexのみの評価で安心するのは禁物です．

4 FIM（BADLとIADLの総合評価スケール）

　FIM（functional independence measure，機能的自立度評価表）は，BADLとIADLの両方を総合して評価することができる評価スケール（**表4, 5**）であり世界中でよく利用されています．コミュニケーションや，社会的認知など全18項目を7段階で評価します．メリットとしては，他のスケールと比較して**より多角的な視点から詳細に評価することができるため，患者さんの臨床像をより正確に捉えることが可能である**と言えます．しかし，一方でコミュニケーションや社会的認知の項目などの判定は容易に評価できない困難さがある点や，項目数や7段階評価であるといった煩雑さといった点が問題となります．FIMをはじめて利用して評価をする場合は，慣れたスタッフにも評価してもらい互いの評価を照らし合わせた方がよいと思います．

表3 ● Barthel index

	項目	採点基準
1.	食事	10：自立，自助具などの装着可，標準的時間内に食べ終える 5：部分介助（例えば，おかずを切って細かくしてもらう） 0：全介助
2.	車椅子から ベッドへの 移動	15：自立，ブレーキ，フットレストの操作も含む（非行自立も含む） 10：軽度の部分介助または監視を要する 5：座ることは可能であるがほぼ全介助 0：全介助または不可能
3.	整容	5：自立（洗面，整髪，歯磨き，ひげ剃り） 0：部分介助または不可能
4.	トイレ動作	10：自立，衣服の操作，後始末を含む，ポータブル便器などを使用している場合はその洗浄も含む 5：部分介助，体を支える，衣服，後始末に介助を要する 0：全介助または不可能
5.	入浴	5：自立 0：部分介助または不可能
6.	歩行	15：45 m以上の歩行，補装具（車椅子，歩行器は除く）の使用の有無は問わない 10：45 m以上の介助歩行，歩行器の使用を含む 5：歩行不能の場合，車椅子にて45 m以上の操作可能 0：上記以外
7.	階段昇降	10：自立，手すりなどの使用の有無は問わない 5：介助または監視を要する 0：不能
8.	着替え	10：自立，靴，ファスナー，装具の着脱を含む 5：部分介助，標準的な時間内，半分以上は自分で行える 0：上記以外
9.	排便 コントロール	10：失禁なし，浣腸，坐薬の取り扱いも可能 5：ときに失禁あり，浣腸，坐薬の取り扱いに介助を要する者も含む 0：上記以外
10.	排尿 コントロール	10：失禁なし，収尿器の取り扱いも可能 5：ときに失禁あり，収尿器の取り扱いに介助を要する者も含む 0：上記以外

注）代表的なADL評価法である
　　100点満点だからといって，独居可能というわけではない
（文献3, 4より引用）

5 AADL（QOLを含めたADL）という視点

　　AADLとは，まさにQOL（quality of life）の部分を含めたADLと考えられています．AADLの概念が生まれたのは，近年の少子高齢化により認知症の患者さんが増えてきていることが影響しています．認知機能障害の患者さんの場合，BADLは問題ないがIADLが損なわれることがありえます．そういった患者さんに対してBADLやIADLなどの評価と改善をリハの目

表4 ● FIM 評価項目

セルフケア	1. 食事　2. 整容 3. 清拭（入浴） 4. 更衣（上半身） 5. 更衣（下半身） 6. トイレ動作
排泄	7. 排尿　8. 排便
移乗	9. 移乗（椅子・車椅子） 10. トイレ移乗 11. 浴槽移乗
移動	12. 移動　13. 階段
コミュニケーション	14. 理解　15. 表出
社会的認知	16. 社会的交流 17. 問題解決　18. 記憶

（文献5より引用）

表5 ● FIM 評価基準

FIM 段階		自立度
7	完全自立	補装具や介助なしに自立している
6	修正自立	自立しているが，補装具を用いるか，時間がかかるか，安全性の考慮が必要である
5	監視または準備	監視，助言を必要とするか，必要物品などの準備をしてもらう
4	最小介助	75％以上を自分で行う 手で触れる程度の介助
3	中等度介助	50％以上75％未満を自分で行う
2	最大介助	25％以上50％未満を自分で行う
1	全介助	25％未満しか自分で行わない

（文献5より引用）

的とした場合，医療は患者さんの満足を得られないかもしれません．患者さん一人一人にとって，外出することがどのような意味をもたらすかは全く異なります．なかなか会えない孫の運動会の応援に行くことや，長年応援している野球チームの野球観戦に出かけることが，**外出するという行為以上の意味をもつ**ことは誰しもが納得するところだと思います．認知症はまさに人格が変わり，その人らしさが損なわれていく病気です．そういった患者さんや家族にとって必要であると考えられているのはAADLという新しいADLの概念です．AADLには画一的な評価スケールがありませんが，AADLの視点で患者さんを考えることが大切であり，患者さん自身から話を聴くことが重要です．

◆ 文献・参考文献

1）「QOLを高めるリハビリテーション看護」（貝塚みどり，他/著），医歯薬出版，1999
2）「プライマリ・ケア老年医学」（Sloan JP/著，藤沼康樹/訳），プリメド社，2001
3）Mahoney FI & Barthel DW：Functional Evaluation：The Barthel Index. Md State Med J, 14：61-65, 1965
4）「老年医学テキスト 第3版」（日本老年医学会/編），p215，メジカルビュー，2008
5）園田 茂，他：FIMを用いた脳血管障害患者の機能評価－Barthel Indexとの比較およびコミュニケーションと社会的認知能力の関与－．リハビリテーション医学，29：217-222，1992

〈髙栁宏史〉

第2章 誰も教えてくれないリハオーダーと評価

9 ROM（関節可動域）

Point
- 高齢者では診察時点で可動域制限を認めることがあります
- 可動域以外の情報〔疼痛，エンドフィール（最終域感）など〕も重要視します
- 可動域制限があると疑ったときはそれ以上進行しないような介入が必要と考えます

　ROM（range of motion，関節可動域）とは関節が動く範囲を調べる評価項目の1つで，**関節そのものだけでなく神経や筋肉にも障害がないかを調べます**[1]．

　この計測は適当に測定するのではなく，日本整形外科学会と日本リハビリテーション医学会が共同で制定した「関節可動域表示ならびに測定法」に則って評価していきます（**表2**，後述p95）[2]．角度計を用いて基本的に他動可動域を測定しますが，**個人差が大きいこと**，**自動と他動での差も重要**となること，**関節拘縮がある場合は以前との比較が重要**であることは覚えておきましょう．また，測定方法は細かいので後述の❸で示す**表2**を参考にしながら計測されることをお勧めします[3, 4]．

　すべての入院患者さんに全関節の可動域を測定することは特に急性期病院では非現実的かもしれませんが，特に高齢者の入院時は可能な限り実施することをお勧めします．高齢者では，すでに関節可動域の狭い状態，つまり拘縮※，もしくは強直※が存在している場合があります．その状態でベット上に臥床しているとさらに関節の**強直・拘縮**が進行し，歩行がままならなくなることも容易に起こります．

※拘縮：軟部組織（筋肉，腱，皮下組織，皮膚など）の変化によって引き起こされる関節の可動域制限
　強直：骨の関節端，関節軟骨，関節包などの関節構成体そのものが変化して引き起こされる関節の可動域制限
（文献4より）

そして一度進行した強直・拘縮はもとに戻すことは非常に大変なのです．可動域制限が起こる状態が考えられるのであれば，起こらないような介入を検討する必要があります．そのためには入院時に評価することが重要となります．

少なくとも大関節（肩関節，肘関節，手関節，股関節，膝関節，足関節）について，MMT（**第2章10**）を測定する一連の流れのなかで可動域制限がないかもチェックし，制限がありそうなときは詳しく評価していくことをお勧めします．

実際に測定するときのポイントは以下の点です[5]．

1）自動関節可動域
    ①可動域制限の特徴，②疼痛，③トリックモーション（代償運動）
2）他動関節可動域
    ①可動域制限の特徴，②疼痛，③エンドフィール（最終域感）

1 自動関節可動域

関節可動域を測定する場合，まず本人が自分で動かす自動関節可動域を以下の項目に注意しながら評価します．

1）可動域制限の有無

第一に可動域制限が存在するかを評価し，次に可動域範囲と本人がどのように動かすかを評価します．可動域制限をきたす原因としては疼痛が一般的ですが，それ以外に筋力低下，麻痺，関節拘縮などがみられます．定義上MMTが2以下であれば可動域制限がなくても重力に抗して自力で遠位端を持ち上げることができないので可動域が狭くなったように見えます．このように重力に抗う力がなさそうなときは評価したい関節の運動方向を重力のかからない向きになるように姿勢を変えて重力の影響を減らしたうえで評価するとよいでしょう．

動かし方については，全域でゆっくり動かすのか，それともある範囲はスムーズで，ある範囲で動きに制限が生じるか，隣接する関節を動かすかなどを注意深く観察し評価していきます．

2) 疼痛

ただ疼痛の有無を記載するだけではなく，本人の疼痛への反応とその程度，疼痛の起こる角度・肢位・タイミング，どの動作で疼痛が強くなるかを評価していきます．

3) トリックモーション（代償運動）

トリックモーションとは，一見指示通りに関節を動かしているように見えて，痛みや可動域制限をかばいながら指示された肢位になるように，別の筋肉を意識的・無意識的に使用して動かすことです[5]．そのため，関節の動きをみるだけではなく，隣接する関節や体幹を含めて全体的に評価することを心がけるようにします．

2 他動関節可動域

次に，他者が動かす他動関節可動域を確認します．当然，他者が動かす方が可動域は広くなり，この可動域の差と疼痛の変化に加えて，エンドフィール（最終域感）を評価していきます．

1) 可動域制限の有無

他動的に関節を動かすときは該当する関節付近を触りながら，患者さんに力を抜いてもらい，関節に過剰な負荷をかけないようにします．自動と他動での可動域の差も評価していきますが，この差が出る原因としては，筋収縮，痙縮，筋量不足，神経障害，拘縮，疼痛などがあります．

また，通常の可動域よりも範囲が広いときは靱帯損傷，関節液貯留，腱炎，くり返しの障害による関節の緩みなどが原因としてあげられます．

可動域が狭くなるときは筋膜性（筋肉自体が原因），被膜性（被膜や靱帯が原因），病理学的（関節の外傷などが原因）を念頭におきます．

2) 疼痛

疼痛については自動関節可動域評価時と同様に，ただ疼痛の有無を記載するだけではなく，本人の疼痛への反応とその程度，疼痛の起こる角度・肢位・タイミング，どの動作で疼痛が強くなるかを評価していきます．

3) エンドフィール（最終域感，End feel）

エンドフィールとは**関節を最後まで曲げたときの"感覚"のこと**で[5]，他

動的に曲げきったところから少し押し込んでその感覚を評価します．

その所見は表1のように分けられますが，当然ながらエンドフィールのみでは診断はつかないので，可動域や疼痛など他の所見も合わせて判断していきます．

一方，可動域過剰（Hypermobility）という状態も存在します．

これは，外傷性（靱帯断裂，関節面の陥没骨折），炎症性（炎症をくり返して関節包が伸び，その結果靱帯も伸びる），神経性（脊髄性小児麻痺の影響など）によって関節の可動域が基準となる範囲よりも広がっている状態

表1 ● エンドフィールの所見分類

	原因	例	特徴
正常所見	骨と骨のぶつかり (Bone to bone)	肘の伸展	骨同士がぶつかることで急に止まる感覚
	軟部組織の影響 (Soft tissue approximation)	膝の屈曲 肘の屈曲	軟部組織同士が接触して押されることで動きが終了
	組織の伸展 (Tissues stretch)	足関節背屈 指伸展	筋肉などの組織が引き伸ばされることで動きが終了
	関節包の伸展 (Capsular stretch)	肩関節外旋	関節包や靱帯が引き伸ばされることで動きが終了
異常所見	早発性の筋スパズム (Early muscle spasm)	炎症時や急性時	可動域の最初で意図せず筋収縮がみられる
	遅発性の筋スパズム (Late muscle spasm)	apprehension test時	可動域の最終域付近で意図せず筋収縮がみられる 不安定性や疼痛によって発生
	柔らかい関節包性 (Soft capsular)	軟組織浮腫 滑膜炎	伸展早期に正常所見で見られる関節包の伸展による制限が発生し，可動域が狭くなる
	硬い関節包性 (Hard capsular)	凍結肩	伸展早期に正常所見で見られる関節包の伸展よりもより硬い感じのする制限が発生し，可動域が狭くなる
	骨と骨のぶつかり (Bone to bone)	脊椎の骨棘形成	骨同士がぶつかる感覚だが，可動域が狭くなっている
	空虚感 (Empty)	肩峰下滑液包炎	動かすことで生じた疼痛によって制限される
	弾力性のあるブロック (Springy block)	半月板損傷	組織の伸展と似ているが，思ってもいない角度で制限が見られる

（文献5より引用）
apprehension test：仰臥位で肩関節を90°外転させ，ゆっくりと外旋させていくテスト．肩関節の前方への不安定性を評価する

のことです．この場合，一番問題となるのが不安定性で，高齢者でみられやすいのは変形性膝関節症によるものでしょう．

通常生じるはずのエンドフィール（最終域感）と異なる感覚がみられたときは注意が必要となります．

3 関節可動域の表

表2● 正常な関節可動域と異常な関節可動域[2)]
Ⅰ．上肢測定

部位名	運動方向	参考可動域角度	基本軸	移動軸	測定肢位および注意点	参考図
肩甲帯 shoulder girdle	屈曲 flexion	20°	両側の肩峰を結ぶ線	頭頂と肩峰を結ぶ線		
	伸展 extension	20°				
	挙上 elevation	20°	両側の肩峰を結ぶ線	肩峰と胸骨上縁を結ぶ線	背面から測定する．	
	引き下げ（下制） depression	10°				
肩 shoulder （肩甲帯の動きを含む）	屈曲（前方挙上） forward flexion	180°	肩峰を通る床への垂直線（立位または座位）	上腕骨	前腕は中間位とする．体幹が動かないように固定する．脊柱が前後屈しないように注意する．	
	伸展（後方挙上） backward extension	50°				
	外転（側方挙上） abduction	180°	肩峰を通る床への垂直線（立位または座位）	上腕骨	体幹の側屈が起こらないように90°以上になったら前腕を回外することを原則とする．→［Ⅴ．その他の検査法］参照	
	内転 adduction	0°				
	外旋 external rotation	60°	肘を通る前額面への垂直線	尺骨	上腕を体幹に接して，肘関節を前方90°に屈曲した肢位で行う．前腕は中間位とする．→［Ⅴ．その他の検査法］参照	
	内旋 internal rotation	80°				
	水平屈曲 horizontal flexion (horizontal adduction)	135°	肩峰を通る矢状面への垂直線	上腕骨	肩関節を90°外転位とする．	
	水平伸展 horizontal extension (horizontal abduction)	30°				

部位名	運動方向	参考可動域角度	基本軸	移動軸	測定肢位および注意点	参考図
肘 elbow	屈曲 flexion	145°	上腕骨	橈骨	前腕は回外位とする.	
	伸展 extension	5°				
前腕 forearm	回内 pronation	90°	上腕骨	手指を伸展した手掌面	肩の回旋が入らないように肘を90°に屈曲する.	
	回外 supination	90°				
手 wrist	屈曲（掌屈） flexion (palmar flexion)	90°	橈骨	第2中手骨	前腕は中間位とする.	
	伸展（背屈） extension (dorsiflexion)	70°				
	橈屈 radial deviation	25°	前腕の中央線	第3中手骨	前腕を回内位で行う.	
	尺屈 ulnar deviation	55°				

Ⅱ．手指測定

部位名	運動方向	参考可動域角度	基本軸	移動軸	測定肢位および注意点	参考図
母指 thumb	橈側外転 radial abduction	60°	示指（橈骨の延長上）	母指	運動は手掌面とする．以下の手指の運動は，原則として手指の背側に角度計をあてる.	
	尺側内転 ulnar adduction	0°				
	掌側外転 palmar abduction	90°			運動は手掌面に直角な面とする.	
	掌側内転 palmar adduction	0°				
	屈曲（MCP） flexion	60°	第1中手骨	第1基節骨		
	伸展（MCP） extension	10°				
	屈曲（IP） flexion	80°	第1基節骨	第1末節骨		
	伸展（IP） extension	10°				

部位名	運動方向	参考可動域角度	基本軸	移動軸	測定肢位および注意点	参考図
指 fingers	屈曲 (MCP) flexion	90°	第2～5中手骨	第2～5基節骨	→[V. その他の検査法] 参照	
	伸展 (MCP) extension	45°				
	屈曲 (PIP) flexion	100°	第2～5基節骨	第2～5中節骨		
	伸展 (PIP) extension	0°				
	屈曲 (DIP) flexion	80°	第2～5中節骨	第2～5末節骨	DIPは10°の過伸展をとりうる.	
	伸展 (DIP) extension	0°				
	外転 abduction		第3中手骨延長線	第2, 4, 5指軸	中指の運動は橈側外転, 尺側外転とする. →[V. その他の検査法] 参照	
	内転 adduction					

Ⅲ．下肢測定

部位名	運動方向	参考可動域角度	基本軸	移動軸	測定肢位および注意点	参考図
股 hip	屈曲 flexion	125°	体幹と平行な線	大腿骨（大転子と大腿骨外顆の中心を結ぶ線）	骨盤と脊柱を十分に固定する. 屈曲は背臥位, 膝屈曲位で行う. 伸展は腹臥位, 膝伸展位で行う.	
	伸展 extension	15°				
	外転 abduction	45°	両側の上前腸骨棘を結ぶ線への垂直線	大腿中央線（上前腸骨棘より膝蓋骨中心を結ぶ線）	背臥位で骨盤を固定する. 下肢は外旋しないようにする. 内転の場合は, 反対側の下肢を屈曲挙上してその下を通して内転させる.	
	内転 adduction	20°				
	外旋 external rotation	45°	膝蓋骨より下ろした垂直線	下腿中央線（膝蓋骨中心と足関節内外果中央を結ぶ線）	背臥位で, 股関節と膝関節を90°屈曲位にして行う. 骨盤の代償を少なくする.	
	内旋 internal rotation	45°				
膝 knee	屈曲 flexion	130°	大腿骨	腓骨（腓骨頭と外果を結ぶ線）	屈曲は股関節を屈曲位で行う.	
	伸展 extension	0°				

部位名	運動方向	参考可動域角度	基本軸	移動軸	測定肢位および注意点	参考図
足 ankle	屈曲（底屈）flexion (plantar flexion)	45°	腓骨への垂直線	第5中足骨	膝関節を屈曲位で行う．	
	伸展（背屈）extension (dorsiflexion)	20°				
足部 foot	外がえし eversion	20°	下腿軸への垂直線	足底面	膝関節を屈曲位で行う．	
	内がえし inversion	30°				
足部 foot	外転 abduction	10°	第1，第2中足骨の間の中央線	同左	足底で足の外縁または内縁で行うこともある．	
	内転 adduction	20°				
母指（趾）great toe	屈曲(MTP) flexion	35°	第1中足骨	第1基節骨		
	伸展(MTP) extension	60°				
	屈曲(IP) flexion	60°	第1基節骨	第1末節骨		
	伸展(IP) extension	0°				
足指 toes	屈曲(MTP) flexion	35°	第2〜5中足骨	第2〜5基節骨		
	伸展(MTP) extension	40°				
	屈曲(PIP) flexion	35°	第2〜5基節骨	第2〜5中節骨		
	伸展(PIP) extension	0°				
	屈曲(DIP) flexion	50°	第2〜5中節骨	第2〜5末節骨		
	伸展(DIP) extension	0°				

Ⅳ．体幹測定

部位名	運動方向		参考可動域角度	基本軸	移動軸	測定肢位および注意点	参考図
頸部 cervical spines	屈曲（前屈）flexion		60°	肩峰を通る床への垂直線	外耳孔と頭頂を結ぶ線	頭部体幹の側面で行う。原則として腰かけ座位とする．	
	伸展（後屈）extension		50°				
	回旋 rotation	左回旋	60°	両側の肩峰を結ぶ線への垂直線	鼻梁と後頭結節を結ぶ線	腰かけ座位で行う．	
		右回旋	60°				
	側屈 lateral bending	左側屈	50°	第7頸椎棘突起と第1仙椎の棘突起を結ぶ線	頭頂と第7頸椎棘突起を結ぶ線	体幹の背面で行う．腰かけ座位とする．	
		右側屈	50°				
胸腰部 thoracic and lumbar spines	屈曲（前屈）flexion		45°	仙骨後面	第1胸椎棘突起と第5腰椎棘突起を結ぶ線	体幹側面より行う．立位，腰かけ座位または側臥位で行う．股関節の運動が入らないように行う．→[Ⅴ．その他の検査法]参照	
	伸展（後屈）extension		30°				
	回旋 rotation	左回旋	40°	両側の後上腸骨棘を結ぶ線	両側の肩峰を結ぶ線	座位で骨盤を固定して行う．	
		右回旋	40°				
	側屈 lateral bending	左側屈	50°	ヤコビー（Jacoby）線の中点に立てた垂直線	第1胸椎棘突起と第5腰椎棘突起を結ぶ線	体幹の背面で行う．腰かけ座位または立位で行う．	
		右側屈	50°				

Ⅴ．その他の検査法

部位名	運動方向	参考可動域角度	基本軸	移動軸	測定肢位および注意点	参考図
肩 shoulder（肩甲帯の動きを含む）	外旋 external rotation	90°	肘を通る前額面への垂直線	尺骨	前腕は中間位とする．肩関節は90°外転し，かつ肘関節は90°屈曲した肢位で行う．	
	内旋 internal rotation	70°				
	内転 adduction	75°	肩峰を通る床への垂直線	上腕骨	20°または45°肩関節屈曲位で行う．立位で行う．	
母指 thumb	対立 opposition				母指先端と小指基部（または先端）との距離（cm）で表示する．	

部位名	運動方向	参考可動域角度	基本軸	移動軸	測定肢位および注意点	参考図
指 fingers	外転 abduction		第3中手骨延長線	第2,4,5指軸	中指先端と第2,4,5指先端との距離（cm）で表示する.	
	内転 adduction					
	屈曲 flexion				指尖と近位手掌皮線（proximal palmar crease）または遠位手掌皮線（distal palmar crease）との距離（cm）で表示する.	
胸腰部 thoracic and lumbar spines	屈曲 flexion				最大屈曲は，指先と床との間の距離（cm）で表示する.	

Ⅵ．顎関節計測

顎関節 temporomandibular joint	開口位で上顎の正中線で上歯と下歯の先端との間の距離（cm）で表示する. 左右偏位（lateral deviation）は上顎の正中線を軸として下歯列の動きの距離を左右ともcmで表示する. 参考値は上下第1切歯列対向縁線間の距離5.0 cm，左右偏位は1.0 cmである.

（文献2より引用）

◆ 文献・参考文献

1)「リハビリテーションレジデントマニュアル 第3版」（木村彰男/編），医学書院，2010
2) 日本リハビリテーション医学会評価基準委員会：関節可動域表示ならびに測定法（平成7年4月改訂）．リハビリテーション医学，32：207-217，1995
https://www.jstage.jst.go.jp/article/jjrm1964/32/4/32_4_207/_pdf
3)「リハビリテーション診療必携 第3版」（渡邉英夫/編著），医歯薬出版，2003
4)「別冊『総合ケア』廃用症候群とコミュニティケア」（折茂賢一郎，他/著），医歯薬出版，2005
5) Magee DJ：「Orthopedic Physical Assessment, 6th Edition」，Elsevier，2014

〈佐藤健一〉

第2章 誰も教えてくれないリハオーダーと評価

10 筋力（MMT）・筋緊張

> **Point**
> - 筋力と筋緊張は,「患者が動けない理由」を考える重要な手がかりです
> - 身体診察以前の,「病歴に基づいた鑑別診断」が決め手です
> - OSCEのような網羅的診察よりも,効率のよい「スクリーニングを日常的に」しましょう

はじめに

「体が動く」ために,筋力と筋緊張の両方が重要

　はじめに,「体が動く」のはどういうことかを簡単に復習します.

　運動に関する神経刺激経路はいわゆる錐体路と呼ばれ,大脳運動野→皮質脊髄路→末梢神経→神経筋接合部→筋肉の順に伝わることで「筋力」が発揮され,関節を動かします.また,複数の筋肉を組み合わせて複雑な運動を行うために,小脳・錐体外路等が微調整することで,適切な「筋緊張」による滑らかな運動が可能になります.

　患者の「動きが悪い」場合,筋力と筋緊張の両方を分けて考えると比較的簡単に診断にたどり着くことができ,治療やリハの戦略も具体的に検討しやすくなります.

症例呈示 心不全治療後に「動けなくなった」80歳代男性

　80歳代男性.左前頭葉梗塞（右不全麻痺）の既往があるが杖歩行自立していた.最近元気がなく近医でスルピリドを投与されたが,さらに動きが悪くなった（薬剤性パーキンソニズム）.1週間前に慢性心不全急性増悪のため入院し（急性疾患による侵襲性サルコペニア）,治療は順調に終わったものの,トイレまで自力歩行できず退院できない状態となった.

1 すべての患者で行う初期評価

1）やっぱり「まずは病歴」から

　患者が「動けない」となると，リハ処方箋を書いておしまい！にしてしまうこともあるのではないでしょうか？研修医の場合，時間をかけて徹底的な神経診察を行っても，具体的なリハ処方に反映できず，結果的にリハ診察を敬遠するようになる例も見かけます．これは当たり前のことで，リハとはいえ「病歴で8割方診断を詰める」姿勢が大事です．鑑別診断をイメージしてからリハの詳細診察に入りましょう[1]．

　ちなみに，筆者は学生向け診断学学習会で「ABCアプローチ」として教えています（表1, 2）．主訴からAnatomy（解剖学的な臓器診断）×経過からByoutai（病態生理学的診断）で絞り込み，Common＞Critical＞

表1 ● Anatomy別, よくある訴えとCommonな鑑別診断

解剖 （Anatomy）	よくある訴え	Commonな診断
上位運動神経 （大脳皮質～脊髄）	片側が動かない，しびれる	脳卒中
錐体外路 （基底核～中脳）	うごかない・傾く，歩き出せない，手が震える	Parkinson症候群
小脳	ろれつがまわらない，ふらふら転びそう	慢性アルコール乱用
末梢神経	両足先が痛い・しびれる	脊柱管狭窄症
関節	股関節や膝が痛くて歩けない	変形性関節症
筋	疲れやすい，やせた	不動＞低栄養

※実際の訴え方は患者によってさまざまであり，こだわり過ぎず身体診察で確証を得ればよい

表2 ● 発症様式別のByoutai推定

突発	○○をしていた「瞬間」に発症	血管障害（脳卒中等）
急性	○日前・先週から	細菌・ウイルス感染，免疫性，代謝障害，中毒
亜急性	○週前・先月から	結核・真菌感染，腫瘍性，免疫性
慢性	○カ月前・半年前・昨年から	変性性，遺伝性
再発性	発症と寛解をくり返す	自己免疫：多発性硬化症 機能：片頭痛，てんかん

※発症年齢も考慮するとさらに広がる（40歳代発症か70歳代発症かで疾患頻度が大きく異なる）

Curableの順に具体的診断名をあげる，効率がよく漏れの少ない診断推論アプローチです．

2) 詳しく見る前に「簡易スクリーニング」でざっくりと評価しよう

病歴聴取後は，身体診察で訴えの通りの異常があるかどうか，どの辺に障害があるか当たりをつけにいきます．ただし，すべての診察を行うと時間がかかり，情報が増えすぎて鑑別診断も大変になるため，まずは簡易スクリーニングで必要最低限の情報をとりましょう．

ここでは，オリジナルのスクリーニング法2個を紹介します．筋力・筋緊張や麻痺，関節痛等をまとめて評価できます．短時間で実施でき，道具も必要としないため，坐位をとれる患者であればいつでもどこでも実施可能です．

① Pull my hands法

手を差し伸べ「私の手を握って自分の方に引っ張ってください」と指示を出します．

指示が理解できない	→	認知機能障害
手を伸ばすときにふらつく・ぎこちない	→	錐体外路障害・小脳失調
手を握ったときに痛がる	→	DIP・MCP関節痛
手を引っ張るときに痛がる	→	肘・肩関節痛
途中で手がすっぽ抜ける	→	遠位筋力・神経障害
腕を引きつけられず伸びてしまう	→	近位筋力障害
体が引っ張られる	→	体幹筋力・下肢筋力障害

② Stand-up please法

患者の足元にスリッパを置き，「スリッパを履いて立ってください」と指示を出します．転倒リスクが高い場合は，安全への配慮が必要なため，省略することもあります．

スリッパを履けない	→	下肢麻痺，小脳失調
上肢で支えて立ち上がる	→	下肢近位筋力障害
下肢だけで立てるが顔をしかめる	→	関節痛
立位姿勢が曲がっている	→	胸腰椎多発圧迫骨折，股・膝変形性関節症
立位でふらつく，倒れる	→	小脳失調・深部感覚障害・前庭障害
立ち上がり途中で声をかけると中途半端な姿勢のまま止まってしまう	→	錐体外路障害

表3 ● 頻度の高い疾患と筋力・筋緊張の組み合わせ

頻度の高い疾患	筋力		筋緊張			特異的所見
	筋力低下	筋萎縮	拘縮	固縮	痙縮	
脳卒中	＋ (片側性)	＋ (片側性)	＋	－	＋	Babinski他錐体路徴候
Parkinson症候群	－	－	－	＋	－	Myerson他錐体外路徴候
腰部脊柱管狭窄症	＋ (両下肢)	± (両下肢)	±	－	－	靴下型感覚障害，下肢深部腱反射低下
下肢変形性関節症	＋ (罹患関節部)	± (罹患関節部)	＋	－	－	関節変形・圧痛
廃用・低栄養	＋＋ (全身)	＋＋ (全身)	±	－	－	低体重，特異的所見がない

※（±）は，疾患が進行すると二次的に合併するもので，初期には認めない

2 確定診断をつけるための追加診察

1) 筋力と筋緊張で診断を詰めよう

　　スクリーニングで異常があったら，詳細な身体診察に移ります．ただし，ここでも網羅的な神経診察などは必要なく，あくまで鑑別診断を絞り込む目的で，疾患に対する検査特性（感度・特異度）のよい所見で狙い撃ちをしましょう．表3では特に「頻度の高い疾患」と「筋力・筋緊張」の組み合わせについてまとめたものを提示します．

2) 筋力と筋緊張の評価のコツ

　　詳細なMMTや筋緊張の取り方は，参考文献2を確認してください．ここでは，初学者がよくやる失敗を減らし，確実に診断につなげるためのコツを解説します（表4）．

① MMTを過小評価しないコツ

　　MMTは，慣れないと全力で負荷をかけてしまい，障害がなくMMT5と判断できる場合でもMMT4にしてしまうこともあります．正確な評価をするためのコツを紹介します．

● 1手技で1関節を調べる

　手掌と上腕を持って肘を動かすと，手関節・肘関節のたくさんの筋

表4 ● 徒手筋力テストの判定基準

スコア		判定基準
5	Normal	強い抵抗があっても完全に運動できる
4	Good	中等度の抵抗に対して完全に運動できる
3	Fair	抵抗を加えずに，重力のみに抗して完全に運動できる
2	Poor	重力の影響を除けば，運動できる
1	Trace	筋収縮は見られるが，関節の可動は認められない
0	Zero	筋収縮もなく，関節の可動も認められない

力の総和をみることになってしまう→前腕と上腕を持ち肘関節だけを動かす．
● **評価したい筋肉と同じ筋肉で負荷をかける**
　小さな指屈筋筋力をみるために，検者が大きな上腕二頭筋で負荷をかけると必ずMMT4以下になる→検者も指先で負荷をかける．
● **筋肉以外の痛み・肢位も重視**
　・痛みがあればフルパワーは発揮できない
　・重力に抗する姿勢だと検者がかける力＋重力がかかり過小評価になる
　・筋が伸びきると力が出ない

　なお，不全麻痺と筋力低下は「力が入らない」という点で区別困難ですが，障害の分布と筋痛の有無，感覚神経・腱反射所見を合併しているかどうかなどと合わせて考えれば比較的簡単に判断できます．その意味でも，個々の所見の＋＋＋／＋＋／＋／－にこだわらず，**左右差・遠近差など「分布」に注目**してください．

② **筋緊張を診断に活かすコツ**
　筋緊張は普段の内科診察では重視されませんが，ハンマーがなくてもできる神経診察としてとても有用です．**簡単に所見が取れる筋緊張で異常があれば，それと同じ病態の神経診察を追加する**ようにすると効率よく診断に直結する診察ができるようになります．

《筋緊張の種類》

拘縮：軟部組織の変化による関節可動域制限．**動かす速度や関節角度にかかわらず一定の抵抗感がある**．動かさない結果の二次的変化であり，筋萎縮・筋力低下も合併していることが多い．

固縮：屈筋・伸筋の筋緊張が常に亢進しているため，関節を動かすときに抵抗感が出る．**常に一定の抵抗が出る鉛管様固縮**と，**規則的に抵抗のOn-Offが切り替わる歯車様固縮**がある．錐体外路徴候であり，Myerson徴候，安静時振戦，姿勢反射障害などと一緒に評価するとよい．

痙縮：急に筋を伸ばしたときの反射的筋収縮．**他動時の最初だけ抵抗を認め，すぐに抵抗がなくなる**ジャックナイフ現象となる．深部腱反射と同じ機序の錐体路徴候であり，他の腱反射やBabinski反射などと組み合わせて評価するとよい．

3 異常所見そのものに対する治療・リハ処方

1）訓練以外にできることは本当にないのか？

リハを行うときでも，まずは「"治療"によって根治や軽減できないか？」を必ず考慮しましょう．認知症とみなされていた患者が実は側頭葉てんかんで，抗てんかん薬投与で社会復帰できたケースや，肺炎後廃用症候群で回復期リハ病棟に転院した患者が実は胃癌で，転移する前に手術できたといったケースはたくさんあります．

また，リハ介入のうち，リハ科，脳外科・神経内科，整形外科などの専門医に紹介することでできる治療もあります．装具・補助具，局所・全身薬物療法（ボツリヌス毒素，鎮痛薬・抗てんかん薬など），手術療法（骨折修復・腱延長など），その他たくさんあるため，常に「ただ訓練しているだけでいいのか？」と疑問をもつクセをつけましょう．

2）障害に対するPT・OT・ST指示

リハは，病名に囚われず障害そのものに介入できるのが魅力です．診断

確定の検査結果を待たず，廃用による二次性障害をつくる前にリハ処方箋を書きましょう（もちろん例外はあります）．

4 症例患者への適応

　病歴から，右不全麻痺に薬剤性パーキンソニズムによる筋固縮・バランス機能障害・寡動の上乗せがあり，急性疾患治療中に廃用＋侵襲性筋萎縮が追加された状態だろうと推定されます．1週間で急に悪化していることからは，脳血管障害，感染症や薬物副作用の上乗せも検討します（Byoutai）．簡易スクリーニングでは右優位だが上下肢すべてで中等度の筋力低下があり，理解力や関節には問題がありませんでした．追加身体診察で左上下肢錐体路徴候なしで，脳神経所見にも異常なく，当初の仮説通りの診断を確認できました．外来主治医に連絡しスルピリドを中止し，神経内科医にコンサルトし抗Parkinson薬適応を検討，栄養科と連絡をとり栄養強化しつつ，徐々に運動負荷を強め，1カ月後には元のADL（杖歩行自立）で自宅退院できました．

おわりに

　リハがわかるようになると，病気をもっていない地域在住のフレイル高齢者や，急性期病院・専門科で「もう治療できない」と見放された維持期・終末期の患者に対し，「必ずQOLを高めるケア」をすることができるようになります．正しい治療は正しい評価から．本項で，現場で使える簡単な診察を学び，明日から多くの患者さんの改善可能な障害を見つけ出してもらえると嬉しいです．

◆ 文献・参考文献
1）「3分間 神経診察法―最も簡単で効率のよい考え方・進め方―」（中嶋秀人/著），総合医学社，2011
2）「ベッドサイドの神経の診かた 改訂17版」（田崎義昭，斎藤佳雄/著），南山堂，2010

〈佐藤健太〉

11 栄養状態・サルコペニア

Point
- 急性期病棟入院中の患者さんはサルコペニアのハイリスク状態です
- サルコペニアの原因には，加齢，活動（廃用），栄養（飢餓），疾患（侵襲・悪液質・原疾患）があります
- サルコペニアの予防には病態に合った栄養管理とリハが重要です

症例呈示　肺炎は治ったのに帰れなくなってしまった75歳男性

　ある日，肺気腫で外来通院中の75歳・男性が肺炎のために臨時入院しました．病棟担当医となった研修医は抗菌薬選択もばっちりで，順調に酸素化能は改善しました．食事開始後に誤嚥性肺炎を起こしたけれど絶食とし，点滴管理にしました．その後，再度の抗菌薬治療で再び酸素化能は改善して「週末には退院だな」と思っていたら，「患者さん，歩けなくてトイレにも行けませんよ！」と看護師さん．ありゃりゃ….

　入院の主病名はばっちり管理したのに，患者さんのADL・QOLは損なわれてしまいました．原因はどうやら，栄養状態・サルコペニアの管理が抜けていたところにありそうです．

1　歩けなくなった原因は…？　黒幕は「サルコペニア」！

1) まずは敵を知ろう！ サルコペニアって何者？

　サルコペニア（sarco-筋肉 penia-減少）とは，「骨格筋量の減少」とそれに伴う「筋力や身体機能の低下」を意味します．具体的には，**表1**などの項目を測定して診断します．測定はセラピストに依頼してもよいでしょう．

2) どうしてサルコペニアが起こるの？

　サルコペニアの原因＝廃用と安易に考えず，原発性と二次性に分けて鑑

表1 ● 骨格筋量と筋力/身体機能の評価

骨格筋量	上腕筋面積（上腕筋周囲径，皮下脂肪厚，性別から推計）
筋力	握力
身体機能	歩行速度〔簡易身体能力バッテリー（SPPB）を測定しておきたい〕 嚥下機能（例：反復唾液嚥下試験）

SPPB：short physical performance battery
（文献1を参考に作成）

表2 ● サルコペニアの原因

原発性サルコペニア		
加齢	（活動，栄養，疾患の影響しないもの）	
二次性サルコペニア		
活動	廃用性筋委縮	
栄養	栄養摂取量不足，飢餓	
疾患	侵襲	急性疾患：外傷，手術，急性感染症など
	悪液質	慢性疾患：がん，膠原病，慢性感染症（結核，AIDSなど），慢性臓器障害（慢性閉塞性肺疾患，慢性心不全，慢性腎臓病，肝不全など）
	原疾患	神経筋疾患，代謝内分泌疾患（甲状腺機能亢進）など

（文献1を参考に作成）

別を考えましょう（表2）．なかでも**低栄養は一見したところ単なる栄養摂取量の不足（飢餓）に見えつつ，実は疾患による慢性的な消耗（悪液質）が隠れている**こともあり注意が必要です．

2 サルコペニアに立ち向かう！ リハ栄養の基礎！

サルコペニアへの対応であるリハ栄養管理について見ていきましょう．

1）スクリーニング：「どんな患者さんが対象となるの？」

急性期病棟では誰もがサルコペニアのリスクがあるため，全症例をスクリーニングします．スクリーニングには食事量や体重の減少など5項目の問診とBMIからなる「簡易栄養状態評価表（MNA®-SF：Mini Nutritional Assessment®-Short Form）」[5]が簡便で有用です（**第3章1**）．スクリーニングで低栄養を疑えば，次の評価に進みましょう．

表3 ● 栄養失調の程度

アルブミン (g/dL)	BMI (kg/m²)			
	22以上	18.5〜22	16〜18.5	16未満
3.6以上	正常	軽症	中等症	重症
3.0〜3.5	軽症	軽症	中等症	重症
2.5〜2.9	中等症	中等症	中等症	重症
2.5未満	重症	重症	重症	重症

(文献1を参考に作成)

表4 ● 病態に応じた必要栄養量

病態			総エネルギー必要量(kcal)	タンパク必要量(g)
急性期 (侵襲のある超急性期なども)	バイタルサイン	不安定	6〜15/kg BW/日	1.0〜1.5/kg/日
		安定	6〜25/kg BW/日	1.2〜1.5/kg/日
亜急性〜慢性 (CRP＜3.0 mg/dLで低下傾向のとき)	栄養障害	正常〜軽度	25〜30/kg BW/日	1.0〜1.2/kg/日
		中等度〜重度	25〜30/kg BW/日 ＋ 200〜500※	0.8〜1.0/kg/日

※栄養改善に必要なエネルギー蓄積量

2) 評価:「どんな評価が必要なの？」

栄養失調の重症度をBMIと血清アルブミン(**表3**)で評価し，サルコペニアの診断と鑑別を骨格筋量，筋力，身体機能，そして加齢・活動・栄養・疾患(**表1，2**)から検討します．

3) 計画:「どんな診療計画を立てたらいいの？」

① 栄養目標設定:3大栄養素，特にタンパク質が重要!

総エネルギー必要量と必要タンパク量の求め方を(**表4**)に示します．急性期ではバイタルサイン安定化が最優先で水分量やミネラルにばかり目が奪われがちですが，最低限のタンパク質投与を怠らないように注意しましょう．なお脂質は総エネルギー投与量の20〜30％とされています．

表5 ● サルコペニアの原因と栄養状態からみたリハ計画

		サルコペニアの原因		
		加齢	廃用	疾患
栄養失調の程度	正常	機能改善[※1]		
	軽度〜中等度			
	重度			機能維持[※2]

※1 機能改善：レジスタンス・トレーニング
※2 機能維持：関節可動域訓練，坐位訓練，ADL訓練など

re-feeding症候群に要注意！

重度な栄養失調（飢餓）状態からの栄養改善をめざす場合，re-feeding症候群に留意が必要です．急激な栄養投与によってリン・カリウム・マグネシウムの低下などさまざまな代謝障害が生じ，重症例では心不全・呼吸不全などから死に至ります．

② **リハ計画：維持か，改善か．それが問題だ．**

　リハ目標を単純化すれば，「現状維持」か「機能改善」かのどちらかで，病態に応じて選択します（表5，適切な栄養療法の実施が前提となります）．疾患侵襲があれば原疾患治療が最優先，重度な栄養失調があれば栄養改善が最優先，その他では機能改善をめざしますが，「リハをしない」という**選択肢は基本的にありません．**

4) **モニタリング：「この計画で本当にうまくいくの？」**

　計画が適切であったかどうかは経過をみなければわかりません．体重，血清アルブミン値，上腕筋面積，筋力，SPPBなど，最初に評価した測定値を定期的にモニタリングし，計画を修正しましょう．

3 サルコペニアへのリハ栄養の例

　では実際に，冒頭の症例についてリハ栄養計画を考えてみましょう．
　肺炎で入院した75歳男性，身長165 cm・体重52 kg．MNA®–SFでは

「at risk」の評価で，BMIは19 kg/m^2，入院時の血清アルブミン値は3.2 g/dLだったため軽度の栄養失調と判断しました．疾患急性期でバイタルサイン不安定のため総エネルギー必要量は15（kcal/kg/日）× 55（kg BW）= 825（kcal），タンパク必要量は1.0（g/kg/日）× 55（kg BW）= 55.0（g）と算出．これに基づいて輸液選択をすると同時に抗菌薬治療を開始し，栄養サポートチーム（NST）の介入依頼をすると同時にリハ処方箋には次のように記載しました．

「もともとADL自立で，肺気腫のある75歳男性の肺炎治療目的の入院です．疾患急性期のため維持レベルのリハをお願いします．軽度の栄養失調がありサルコペニアも疑います．嚥下機能，握力，歩行速度を含むSPPBの評価をお願いします．バイタルが安定し栄養投与が増加すれば徐々にレジスタンストレーニングを開始してください．入院期間は2週間を目処に，自宅退院の予定です」

治療開始から10日後，入院前よりは歩行に不安定感が増したものの同居家族の支援により自宅生活は送れるレベルで退院していきました．
　疾患治療に目を奪われ，栄養状態やサルコペニアを忘れがちにならないよう，入院時から考えていくことが大切です．

◆ 文献・参考文献
1）「リハビリテーション栄養ハンドブック」（若林秀隆/編著），医歯薬出版，2010
2）「サルコペニアの摂食・嚥下障害―リハビリテーション栄養の可能性と実践」（若林秀隆，藤本篤士/編著），医歯薬出版，2012
3）「栄養塾―症例で学ぶクリニカルパール」（大村健二/編），医学書院，2010
4）寺島秀夫：侵襲下の内因性エネルギー供給を考慮した理論的エネルギー投与法の提言．Intensivist，3：423-433，2011
5）MNA®-SF
　http://www.mna-elderly.com/forms/mini/mna_mini_japanese.pdf （2016年5月閲覧）
6）Guralnik JM, et al : A short physical performance battery assessing lower extremity function: association with self-reported disability and prediction of mortality and nursing home admission. J Gerontol, 49: M85-M94, 1994

〈佐野康太〉

第2章 誰も教えてくれないリハオーダーと評価

12 嚥下障害の初期評価

Point
- 「ABCDE」は，嚥下障害の程度によらず，確認します
- 「5期モデル」に合わせて考えます
- 「○○期」に合わせた評価・リハ・相談をします

はじめに

　超高齢・多障害・多死社会を迎えるわが国において嚥下障害を有する患者さんは増え続けています[1]．嚥下障害の存在は生命予後にかかわるのみならず，ADLの維持やQOLにも大きくかかわることが特徴です．

1 嚥下運動

　嚥下運動では約30種類の筋肉が約0.5秒間で高度に統制された運動を行っています[2]．手足を動かすときと同じように中枢神経，末梢神経，筋肉等が関与した運動です．嚥下運動は外から観察しにくいため，特別に思えてしまいますがまずシンプルに考えてください．

2 嚥下障害の評価の3つのステップ

　嚥下障害の評価・対応は非常に深い世界があります．だからこそ基本のアプローチをもっておきましょう．以下の3ステップを意識することは1つの指針になります．

① 評価前状態の確認："ABCDE"
② 病歴・身体所見による推論："5期モデル"
③ 適切な診断と対応

表 ● 嚥下評価前の状態評価：ABCDE

基本の"ABCDE"
・A：Acute problem（急性の問題） ・B：Best swallow（最善の嚥下環境・体位） ・C：oral Care（口腔ケア） ・D：Drug（薬物） ・E：Energy（栄養・廃用）

3 嚥下障害を疑ったらいつでもABCDEを確認

　想像してみてください．目の前に50 cmの溝があります．底は見えず，落ちたら大怪我をするか命を失うかもしれません．「それくらいなら楽に飛び越えられる」，そう思うかもしれません．でも，例えば「体調が悪い」「眠い（寝起きや睡眠薬を飲んだ）」「酔っている」といった状況ではどうでしょうか．簡単な動作に思えてもベストな状態であるからこそ可能になる場合もあります．

　嚥下機能が衰えているにもかかわらずベストパフォーマンスを発揮することで，どうにか誤嚥せずに過ごしている人がいます．特に筋力の弱った高齢者や神経筋の障害をもつ人は**嚥下関連筋の直接の障害でなくても誤嚥リスクとなる**ことを念頭においてください．

　嚥下障害かな？ と思ったら程度によらず，まずABCDE（表）を確認するようにしてください．

1) Acute problem（急性の問題）

　感染症やその他疾患の急性期には，普段よりワンランク低い嚥下能力しか発揮されていないかもしれません．
　急性の問題が改善されるまでの間，「一時的な食形態の工夫」も考慮しましょう．

2) Best swallow（最善の嚥下環境・体位）

　最善のパフォーマンスのため頸部前屈位，ベッド角度，覚醒状態，注意力の状態などを確認しましょう．特に腰が曲がった高齢者では体幹前屈，頸部後屈となりやすく，枕を重ねる等の工夫が必要なことがあります．

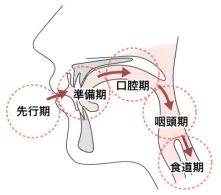

図1 ● 5期モデルの図
(岩手医科大学歯学部歯科補綴学・インプラント学講座より許可を得て改変)

3) oral Care（口腔ケア）

口腔ケアの役割は清潔な口腔環境を守り（器質的口腔ケア），摂食機能を向上させる（機能的口腔ケア）ことです[3]．きちんとした**口腔ケアは誤嚥性肺炎を予防します**[4]．

4) Drug（薬剤）

抗コリン作用のある薬（抗ヒスタミン薬含む）は口腔乾燥や食道蠕動不全をきたします．抗精神病薬，抗不安薬，睡眠導入剤は薬剤性パーキンソニズムや覚醒度低下，筋力低下に関与します．

5) Energy（栄養状態）

廃用や低栄養，その他の原因による筋肉量・筋力低下が嚥下機能にも影響します（第2章11）．絶食期間や摂取エネルギーの過不足が影響していないか，確認します．

4 嚥下の5期モデル

その他の領域と同じく，病歴と身体所見から病態を推定することが基本です．また**食事場面を実際に観察する**ことがとても重要です．基本を押さえることにより，検査やコンサルトが活きてきます．

嚥下障害の病態をとらえるには食物（食塊）の位置に基づく5期モデルが有用です（図1）．

実際のスクリーニングツールとしてはEAT-10[5, 6]（図2）や聖隷式嚥下障害問診票[7]などがあります.

EAT-10（イート・テン）

嚥下スクリーニングツール

Nestlé Nutrition Institute

氏名:　　性別:　　年齢:　　日付:　　年　　月　　日

目的

EAT-10は、嚥下の機能を測るためのものです。
気になる症状や治療についてはかかりつけ医にご相談ください。

A. 指示

各質問で、あてはまる点数を四角の中に記入してください。
問い:以下の問題について、あなたはどの程度経験されていますか?

質問1:飲み込みの問題が原因で、体重が減少した
0=問題なし
1
2
3
4=ひどく問題
□

質問2:飲み込みの問題が外食に行くための障害になっている
0=問題なし
1
2
3
4=ひどく問題
□

質問3:液体を飲み込む時に、余分な努力が必要だ
0=問題なし
1
2
3
4=ひどく問題
□

質問4:固形物を飲み込む時に、余分な努力が必要だ
0=問題なし
1
2
3
4=ひどく問題
□

質問5:錠剤を飲み込む時に、余分な努力が必要だ
0=問題なし
1
2
3
4=ひどく問題
□

質問6:飲み込むことが苦痛だ
0=問題なし
1
2
3
4=ひどく問題
□

質問7:食べる喜びが飲み込みによって影響を受けている
0=問題なし
1
2
3
4=ひどく問題
□

質問8:飲み込む時に食べ物がのどに引っかかる
0=問題なし
1
2
3
4=ひどく問題
□

質問9:食べる時に咳が出る
0=問題なし
1
2
3
4=ひどく問題
□

質問10:飲み込むことはストレスが多い
0=問題なし
1
2
3
4=ひどく問題
□

B. 採点

上記の点数を足して、合計点数を四角の中に記入してください。　　合計点数（最大40点）□

C. 次にすべきこと

EAT-10の合計点数が3点以上の場合、嚥下の効率や安全性について専門医に相談することをお勧めします。

図2 EAT-10
（ネスレ日本株式会社　http://www.nestlehealthscience.jp/）

5 ○○期に合わせた対応を

1) 先行期（認知期）

　先行期に含まれる覚醒，意欲，注意，認知などのうち何が悪いのか考えてみましょう．食前に声をかけ，しっかり目を覚ましてもらう，好物を検討する，周囲の環境設定（気が散らないような席配置など），スプーンを手に持たせるなどの対策が有効かもしれません．薬剤調整や精神科コンサルトも検討しましょう．また口まで運ぶ「捕食」動作も食べ物を認知するために重要です．

2) 準備期

　準備期とは咀嚼によって食物を砕き，唾液と混合して嚥下しやすい形態に整える過程です．咀嚼運動のための歯や義歯，歯茎は大丈夫ですか？ 医師はどうしても見落としがちな部分です．きざみ食，やわらか食の利用や歯科コンサルトを検討しましょう．口腔ケアも忘れずに行います．

3) 口腔期

　口腔内から咽頭への送り込みは舌や咀嚼筋の統制のとれた運動が必要です．口の中でばらつくようなら食塊形成を促すとろみ剤の利用，動きが悪く口の中でたまってしまうのであればベッド角度をつけて重力を利用するなどを検討します．特殊義歯（口腔床補綴装置）の作成が口腔期の問題の改善に繋がることもあります．STや歯科へのコンサルトも検討しましょう．

4) 咽頭期

　咽頭期の障害は最も複雑かつ評価しにくい部分です．原因は多岐にわたります．ムセやガラガラ声で疑い，反復唾液飲みテスト，改訂水飲みテスト，水飲みテストなどを行います．STに評価を依頼するのもよいでしょう．嚥下造影や嚥下内視鏡もよい適応になります．

5) 食道期

　食道期の障害は「嚥下（狭義の）は問題ないのに肺炎をくり返す」ような患者さんにしばしば隠れています．抗コリン作用のある薬剤使用や胸のつっかえ感，胸やけなどの病歴がある場合に疑います．検査としては嚥下造影検査がよいでしょう．必要があれば上部消化管内視鏡検査を検討して

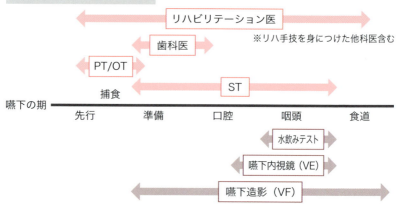

図3● 嚥下の5期モデルでみる検査とコンサルトの考え方
※あくまで大まかな分類です
※個人差が大きいことに注意

ください．とろみ剤で不用意に粘調度を高めると増悪することもあるので注意です．

6 評価と対応

きちんとした評価はその後の対応に繋がります．「悪化要因を除去する」「訓練を行う」「代償法を提案する」「精査する」「コンサルトする」などのうちどのアプローチが適しているのか検討してください．追加の評価法や訓練法については他書を参考にしてください．

精査やコンサルトの目安に関しては**5期評価をもとに検討**するとよいでしょう（図3）．

7 さらに学習したい人に…

以下のキーワードを調べて学習してみてください．また稿末の文献8～10（おすすめ書籍）も参考にしてください．

① 評価方法
- 「反復唾液飲みテスト」「改訂水飲みテスト」（咽頭期障害のスクリーニング目的，第3章1）

- 「水飲みテスト」（咽頭期障害の除外目的）

② 訓練方法
- 「K-point 刺激」（先行期）
- 「上向き嚥下」（口腔期）
- 「シャキア訓練」（咽頭期）
- 「交互嚥下」（食道期等）

③ 代償法
- 「嚥下調整食」（すべての期）
- 「ベッド角度調整」（口腔期・咽頭期）
- 「一側嚥下」（咽頭期）

おわりに

　食べることは「生命」「ADL」「QOL」のいずれの観点からもきわめて重要な問題です．患者さんの苦悩に応え，喜びを生み出すようなかかわりができることを願っています．

◆ 文献・参考文献

1) 山脇正永：高齢者の誤嚥性肺炎 2．誤嚥性肺炎の疫学．Geriatr Med, 48：1617-1620, 2010
2) 山脇正永：総論：神経疾患における嚥下障害の特徴と理解．「疾患別に診る嚥下障害」（藤島一郎/監），pp170-175, 医歯薬出版，2012
3) 五島朋幸：高齢者の誤嚥性肺炎 3.在宅医療における誤嚥性肺炎 3) 訪問歯科医師の立場から誤嚥性肺炎をきる．Geriatr Med, 48：1655-1658, 2010
4) Yoshino A, et al：Daily oral care and risk factors for pneumonia among elderly nursing home patients. JAMA, 286：2235-2236, 2001
5) Belafsky PC, et al：Validity and reliability of the Eating Assessment Tool (EAT-10). Ann Otol Rhinol Laryngol, 117：919-924, 2008
6) 若林秀隆，栢下 淳：摂食嚥下障害スクリーニング質問紙票EAT-10の日本語版作成と信頼性・妥当性の検証．静脈経腸栄養，29：871-876, 2014
7) 大熊るり，他：摂食・嚥下障害スクリーニングのための質問紙の開発．日本摂食・嚥下リハビリテーション学会会誌，6：3-8, 2002
8) 「嚥下障害ポケットマニュアル 第3版」（藤島一郎/監著），医歯薬出版，2011
9) 「認知症患者の摂食・嚥下リハビリテーション」（野原幹司/編，山脇正永，他/著），南山堂，2011
10) 「サルコペニアの摂食・嚥下障害―リハビリテーション栄養の可能性と実践」（若林秀隆，藤本篤士/編著），医歯薬出版，2012

〈奥　知久〉

第2章 誰も教えてくれないリハオーダーと評価

13 高次脳機能障害の初期評価

> **Point**
> - 見た目は麻痺などがなくても高次脳機能障害は生じます
> - 複数の評価方法を用いてその複雑な病態を少しずつでも評価していきます

1 高次脳機能障害とは？

　厚生労働省による高次脳機能障害診断基準によると高次脳機能障害とは，「1. 脳の器質的病変の原因となる事故による受傷や疾病の発症の事実が確認されている．2. 現在，日常生活または社会生活に制約があり，その主たる原因が記憶障害，注意障害，遂行機能障害，社会的行動障害などの認知障害である」[1]とされています．

　この高次脳機能障害はリハを学ぶうえで大きなハードルであり，「リハは難しい」，と感じる原因の1つでもあります．その理由として，病態面では見た目で判断がつきにくい，評価方法とその解釈が難しい，などがあげられるでしょう．環境面では，高次脳機能障害に対する医療者側の認識不足と理解不足の違いが大きく影響してきます．

　例えば，リハ専門病院，脳外科・神経内科など脳の障害を診療する科では，高次脳機能障害をもった症例に遭遇しやすい一方で，内科や外科では過去に脳血管障害をきたして高次脳機能障害をきたしていても，それを念頭において診療や介入がなされているとも限らず，気づかれていないことも多々あります．実際には，リハ医以外でも高次脳機能障害をもった方に遭遇する機会はありますので，知識をもっていることは重要となります．

2 高次脳機能とはどのようなものかを知る

　大脳の働きは，①運動機能（手足などを動かす），②知覚機能（痛覚，温冷覚など），③高次脳機能（言語，記憶，注意，感情コントロール，認知など）に分かれます[2,3]．つまり，運動と知覚以外のすべてが高次脳機能として分類されます．

脳が脳血管障害，外傷などで障害されたとき，その場所が運動機能なら運動機能障害，知覚機能なら知覚機能障害，高次脳機能なら高次脳機能障害となります．

この高次脳機能障害の全般的な特徴は以下のようにまとめられます[4]．

① 外見上は目立たなく何も問題がなくみえる
② 本人も自分自身の障害を認識できていないことが多い
③ 入院中の限られた環境よりも日常生活や社会活動の場面で問題となることが多い

つまり，一見すると問題なくみられることが多いため，高次脳機能障害については医療関係者であっても十分に理解がされているとは言いがたいのです．

3 高次脳機能障害のなかで遭遇しやすい状態

脳が損傷されたとき，高次脳機能障害のすべての症状が生じるわけではなく，損傷を受けた部位によって出現する症状は異なります．主な症状とその損傷部位は，大まかに図1のように分けられます．しかし，脳CTやMRIを撮らない状況では画像による障害部位の評価は困難で，症状より推測することとなります[4〜6]．

外来などで遭遇することの多い高次脳機能障害とその特徴を以下に示します．

1) 失語症

一度習得した言語体系が障害されることによって生じる言語障害．基本的に言語に関する発話力，書字力，聴覚的言語理解力，視覚的言語理解力の4つの性質がすべて障害された状態．なかには1つないし2つのみが障害されているものもある．発話の流暢性によっても分類が可能〔非流暢性失語（Broca失語），流暢性失語（Wernicke失語）〕．

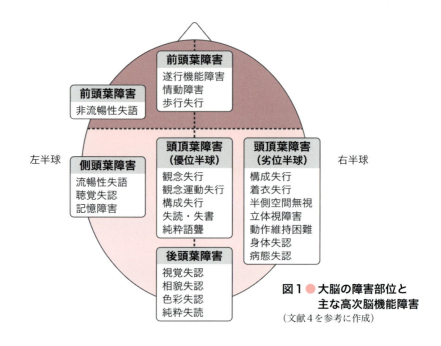

図1 ● 大脳の障害部位と主な高次脳機能障害
(文献4を参考に作成)

検査法：標準失語症検査（Standard Language Test of Aphasia：SLTA）
Western Aphasia Battery（WAB）

2）注意障害

「注意」とは何かに対して意識を明瞭に焦点づける過程とされており，その注意を一度に処理できる量が減る「容量性注意障害」，適切に注意を払えなくなる「選択性注意障害」，注意を持続することができなくなる「持続性注意障害」が含まれる．また，注意が全般的に低下する「全般性注意障害」も起こりうる[5]．

検査法：Trail Making Test（TMT），Paced Auditory Serial Addition Test（PASAT），等速打叩課題，Audio-motor Method（AMM）など

3) 記憶障害

言語機能や注意機能，知的機能などは比較的保たれているものの，記憶機能が特異的に障害された状態．その特徴から前向性健忘（発症後に新たに経験したことが覚えられない），逆行性健忘（発症前に経験したことが思い出せない）があり，同時に経過時間から分類した場合は短期記憶障害，長期記憶障害に分けられる．

> 検査法：三宅式記銘力検査，ベントン（Benton）視覚記銘力検査，ウェクスラー記憶検査（WMS-R），リバーミード行動記憶検査（RBMT）など

4) 行動と情緒の障害

行動障害としては挿話性脱制御症候群（突然の発作のような怒りや暴力）と前頭葉性社会行動障害（前頭葉性の行動障害による攻撃性の亢進や社会活動上の障害，人格変化など）に分類される．情動障害としてはうつ状態，躁状態，情動不安定，情動失禁など，情動の異常が含まれてくる．

> 検査法：可能であれば頭部CT・MRIにて評価を行うが，神経内科・精神科の診療が必要になることもある．興奮性・攻撃性の評価としては興奮行動尺度，攻撃性表出尺度など．

5) 半側空間無視

大脳半球病巣と反対側の空間にある対象物を認識できず，その存在を無視してしまう状態．右半球脳血管障害患者の約4割に左半側空間無視がみられると言われている[7]．

> 検査法：行動性無視検査（Behavioural Inattention Test：BIT）日本語版
> 　　　　例）線分抹消試験，線分二等分試験，模写試験，文字抹消試験など

6) 遂行機能障害

　　日常生活・社会生活において，目的をもった一連の活動を有効かつ円滑に行うために必要な遂行機能が障害されることで，状況に適合しない行動が出現する，行動が非効率になる，多様性がないなどがみられる．

> 評価方法：適切かつ標準的な検査はほとんどないため，前頭葉機能の検査課題が利用される．遂行機能障害症候群の行動評価（Behavioral Assessment of Dysexecutive Syndrome：BADS），Wisconsin Card Sorting Test，Fluency Test，Stroop Test など

7) 失行症

　　運動麻痺，失調，不随意運動などがなく，なすべき行為が何であるかを十分に理解しているものの，目的に沿った運動がぎこちなかったり，ものの仕様が不器用であったり，遂行することができない状態．この場合，指示内容を正しく理解していること，動かす側に運動障害や感覚障害がないことが前提となる．

> 検査法：標準高次動作性検査，Rey複雑図形検査，Kohs立方体検査，ウェクスラー成人知能検査など（WAIS-R）

8) 半側身体失認

　　自分の半身に対して認知の異常が存在する状態．主に右半球の障害によって起こり，左半側の麻痺があってもそれを理解できずに歩けると言い張ったり，両手が必要な動作のときに左側の麻痺がないにもかかわらず左上肢を使わないことが起こる．

> 検査法：定まったものなし

9) 地誌的障害

　　よく知っているはずの道順であっても，迷ってしまうこと．発症後に新

たに知った場所についても迷ってしまう．他の高次脳機能障害〔半側空間無視，相貌失認（人の顔が覚えられない）など〕を伴うとも言われる．

　　検査法：定まったものなし

10) 失認症

　視覚，聴覚，触覚などのうち1つの感覚を介して対象物を認識することができない障害．そのため，他の感覚を介した場合は認識できる．統覚型視覚失認は視力，視野，明るさ，色，奥行きなどは認識できるものの形態の認知が障害されている状態，連合型視覚失認は形態の把握は可能なものの，それが何かわからない状態である．

　　検査法：Birmingham Object Recognition Battery（BORB），標準
　　　　　　高次視知覚検査

4 鑑別すべき状態と検査の進め方

　高次脳機能が障害されていると疑ってもすぐに高次脳機能障害と診断するわけではありません．なぜなら意識障害，認知症も似たような症状を呈するからです[4]．大きな違いは**意識障害と認知症は脳の全般的な障害であり，高次脳機能障害は脳の一部分の障害である**ことです．意識障害との鑑別にはJapan Coma Scale（JCS）もしくはGlasgow Coma Scale（GCS）を用い，認知症との鑑別にはMini-Mental State Examination（MMSE）もしくは改訂長谷川式簡易知能評価スケール（HDS-R）を用いて行います．また，失語症が存在すると質問を正しく認識できなかったり，正しく解答できなかったりするのでその鑑別も行っていきます．

　意識障害，失語症，認知症を除外してもなお高次脳機能障害を疑ったとき，その先にどのような検査を進めていくかは**図2**のようになります．
　すべての医療関係者が高次脳機能障害に理解を示し，適切な介入ができればいいのですが，残念ながら現時点では困難でしょう．そのため，医師

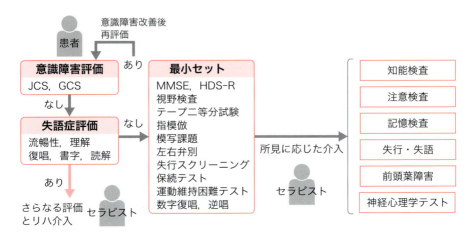

図2 ● 高次脳機能障害を疑うときの検査の進め方
(文献4を参考に作成)

がまずすべきことは最小セットの検査項目を実施して高次脳機能障害が存在する可能性を見つけることになります．たとえ問診や身体所見の評価に時間を十分に取れない状況であっても，問診に対する答え方や，身体所見をとるときの従命の様子などにより，ある程度の反応は判断が可能です．

また，認知症の検査項目であるMMSEの評価項目のなかには数字の逆唱や図形を描く課題，指示に従ってもらう課題など高次脳機能障害を判断する際に応用できる項目もあります．ですから，実施しているときの患者さんの反応を評価しているときに，「答え方に何となく違和感がある」と気づくことも十分にあり得ます．

5 高次脳機能障害と強く疑ったとき

このようにして高次脳機能障害があるのではと何となく違和感をもったとき，医師がすべてを抱え込む必要はありません．

セラピストの充実している病院であれば，リハ処方箋を出すことで相談することが可能ですし，短期間であってもどのように介入していくとよいかの相談も可能になるでしょう．もしセラピストがあまりいない環境であれば，病棟の看護師と情報を共有しチームとしてどのように対処していくとよいか相談することも可能です．

このように，高次脳機能障害による影響を少しでも改善させる方法を見つけることだけでも十分と言えるでしょう．

　さらに重要なことは，このように高次脳機能障害に介入していくことは普段介護をしている家族へのメリットもあります．

　病気になった後に急に性格が変わった，今までできていたことが急にできなくなった，何を話しているかわからないしどうやって接していいかもわからない，などということは実はよく聞く話です．家族によっては病気になってから怠け癖がついてしまったと考えている方もいます．このように捉えてしまうと本人のみならず，家族も同じように苦しむことになります．

　現在の状況が脳の障害によるものであること，完全には元には戻る可能性が低いこと，周りも理解してあげること，本人が理解できる方法でコミュニケーションをとっていくことが重要であることなど，少しアドバイスするだけでも家族の精神的・肉体的負担は軽減させることが可能となります．そのきっかけをつくるには患者さんを診察している医師が大きな役割を果たすのです．

◆ 文献・参考文献

1）厚生労働省：高次脳機能障害診断基準．
　http://www.rehab.go.jp/ri/brain_fukyu/handankizyun.html（2016年5月閲覧）
2）「生活を支える高次脳機能リハビリテーション」（橋本圭司/著），三輪書店，2008
3）「高次脳機能リハビリテーション看護」（中村俊規/監，橋本圭司，鞆総淳子/著），関西看護出版，2009
4）「現代リハビリテーション医学 改訂第3版」（千野直一/編），金原出版，2009
5）「高次脳機能障害のリハビリテーション―実践的アプローチ」（本田哲三/編），医学書院，2010
6）本田哲三，他：東京都における高次脳機能障害者調査について：第1報 実数推定調査報告．リハビリテーション医学，38：986-992，2001
7）「高次神経機能障害の臨床 実践入門―小児から老人，診断からリハビリテーション，福祉まで」（宇野 彰/編著），新興医学出版社，2002

〈佐藤健一〉

第2章 誰も教えてくれないリハオーダーと評価

14 補装具

> **Point**
> - 補装具は，その人の能力（障害），体格，用途に合わせて用いられます
> - 短下肢装具，車椅子，杖，歩行器がよく用いられます
> - それぞれの特徴と種類をおおまかに知っておくことが望ましいです

1 補装具とは

　補装具とは「障害者等の身体機能を補完し，又は代替し，かつ，長期間にわたり継続して使用されるものその他の厚生労働省令で定める基準に該当するものとして，義肢，装具，車いすその他の厚生労働大臣が定めるもの（障害者総合支援法第5条第19項）」と定義されています．

　補装具の支給は介護保険で支給されるほかは意見書を作成できる医師の要件が定められており，その処方が必要です．

2 装具

　装具（orthosis, brace）は，補装具のうち，身体の一部を外部から支え，運動機能の向上や疼痛の軽減をはかるために用いられるものを言います．

　装具で代表的なものは下肢装具のなかの短下肢装具（ankle foot orthosis：AFO，**図1**）です．足関節の運動は，底屈・背屈，内返し・外返しがありますが，下腿より足底に及ぶこの装具によって，**底屈・背屈のみの動きに拘束**します．主に脳卒中の麻痺側に用いられ，短下肢装具によって，歩行の際，**立脚期には足関節の側方安定性の確保，膝折れや膝の過進展による反跳膝の調整を，遊脚期にはつまさきが地面から離れるような補助**をします．

　一般的に「**金属支柱付き**」と「**プラスチック製**」が用いられます．プラスチック製は安価，軽量で，装具の上から靴が履きやすいなどのメリットがありますが，耐久性の問題や感覚障害が強い場合皮膚に損傷ができやすいなどのデメリットがあります．

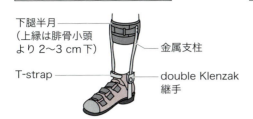
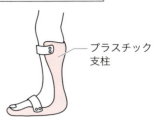

図1 ● 各種の短下肢装具
(文献1より引用)

下肢装具には長下肢装具 (knee ankle foot orthosis：KAFO) という大腿部より足底に及び，足関節と膝関節の動きを制御するものがあります．**片麻痺では早期歩行訓練の補助や，脊髄損傷などの対麻痺患者に使われる**ことがあります．

上記のほか装具には脳卒中患者の肩関節脱臼予防，関節リウマチ変形予防のためなどの上肢装具，頸椎，腰仙椎に使われる体幹装具などがあります．

3 車椅子

歩行が困難な患者の移動手段として用いられ，さまざまなタイプに分類されます．

1) 普通型（図2）

後輪に設置されたハンドリムにて駆動する普通型が一般的で，よく目にします．**坐位バランス不良，体幹筋力低下，起立性低血圧などから長期の坐位保持が困難な場合**，背もたれが傾斜するリクライニング式，座席と背もたれが一定の角度で後方に倒せるティルト式が用いられます．

2) 介助型

認知症などで車椅子の自走が困難な患者に対して介助者が駆動する介助型があります．後輪を小さくし，軽量で，コンパクト化されています．これにもリクライニング式，ティルト式のものがあります．

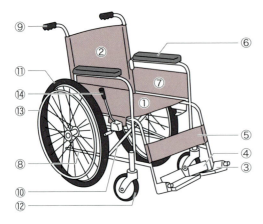

図2 ● 手動車いすの各部の名称 （文献1より引用）

3）電動型

　　モーターを使って駆動させる車椅子で，ジョイスティックという制御装置によって手元で操作するものが一般的です．上肢機能が不十分，強度の足動制限である場合，電動型を用いることがあります．

4）その他

　　肘当てを外し，車輪を傾斜させたスポーツ用やそのままシャワーが浴びられる入浴用などがあります．

 車椅子のカスタマイズ
片麻痺では，必要に応じ，健側上肢で操作できるようブレーキのレバーを延長します．

4 杖（図3）

　　杖には歩行補助杖と視覚障害者のための安全杖がありますが，ここでは歩行補助杖について述べます．また，歩行補助杖には身体との接点が握り1点のみの狭義の杖（cane）と2点以上のクラッチ（crutch）があります．**歩行補助杖の役割は，免荷（患側に荷重をかけないようにする），立位・歩行時の安定（支持基底面が拡大），歩行時の駆動と制動があります．**

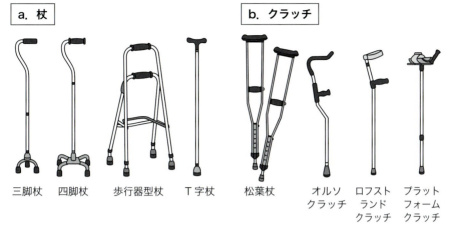

図3● 各種の杖（文献1を参考に作成）

1）種類

① 杖（cane）

- **T字杖**：歩行時のバランス調整に用い，実用的ですが，免荷機能は不十分です．
- **三脚杖，四脚杖**：杖の接地時により安定性がありますが，やや重く，かさばり，平面でないと安定性がありません．**一歩一歩踏みしめて歩行する必要がある場合，片麻痺で平衡機能の悪い場合**などに使われます．
- **歩行器型杖**（walk cane）：歩行器と杖の性格を合わせもち，多脚杖より安定性があり**支持性が高く両下肢機能が消失した状態のもの**にも使用できます．多くは**歩行訓練の初期に用いられます**．

② クラッチ（crutch）

- **腋窩支持型**（松葉杖，オルソクラッチ）：十分な免荷が可能で主として骨折や術後の免荷用に使われます．
- **前腕支持型**（ロフストランドクラッチ，プラットフォームクラッ

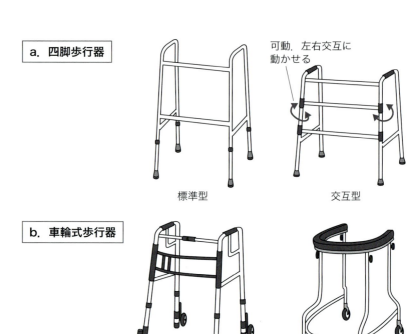

図4 ● **各種の歩行器**（文献1を参考に作成）

チ）：安定した支持性．前腕指示型は腕窩支持と杖の中間的な性質で，**上肢の筋力低下が認められる場合**などに使われます．そのうちプラットフォームクラッチは関節周囲炎など，**手関節炎，肘関節伸展制限時**に用いられます．

5 歩行器（図4）

歩行器は左右の支持脚が中央のフレームによって連結されているため，**確実な側方安定性**が得られます．**立位のバランスが悪い，下肢の筋力が低下した高齢者**によく用いられます．

- 四脚歩行器：標準型は上肢で持ち上げて（ピックアップ歩行器と言われる）進みます．歩行速度は遅くなりますが，安定性はあります．低い段差や小さな障害物は越えて前に進むことができます．交互型は持ち上げる必要はなく平行棒を歩くように進み狭いところでも通ることができます．
- 車輪式歩行器：上肢の筋力が弱い人でも使用することができますが，速く進みすぎないよう気をつける必要があります．四脚二輪付き歩行器や四輪型は屋外の使用には不向きで，屋外にはショッピングカー，シルバーカーといった手押し車（広義の歩行器）が使われます．

その他リハの分野では，自助具，坐位保持装置，義肢などが用いられ，処方されます．

◆ 文献・参考文献
1)「リハビリテーションレジデントマニュアル 第3版」（木村彰男/編），医学書院，2010
2)「義肢装具のチェックポイント 第8版」（日本整形外科学会，日本リハビリテーション医学会/監，伊藤利之，赤居正美/編），医学書院，2014
3)「移動補助具 第2版」（松澤 正/監，松原勝美/著），金原出版，2009

〈北西史直〉

15 生活範囲, 介護負担度で理解する「日常生活自立度」

> **Point**
> - 障害高齢者の日常生活自立度（寝たきり度）は, 制限される生活範囲に着目して理解します
> - 認知症高齢者の日常生活自立度は, 介護負担の大きさ, 必要な介護サービスとの関係で理解します

はじめに

日常生活自立度とは, 福祉, 医療, 介護の現場で高齢者の状態を客観的に評価するために厚生労働省が作成したものです. 寝たきり度を評価する「障害高齢者の日常生活自立度」と, 認知症の程度を評価する「認知症高齢者の日常生活自立度」の2種類があります[1]. これらはリハにかかわる職種間でも使用する共通のツールです. 介護認定申請の際, 主治医意見書作成時にも必要になります. 詳細は厚生労働省のホームページを参照してください[1].

本稿では, この2つの日常生活自立度（寝たきり度, 認知症）の理解のしかたのコツをお伝えします.

1 障害高齢者の日常生活自立度（寝たきり度）

障害高齢者の日常生活自立度（寝たきり度）では, 大項目で4段階に分類され, さらに各大項目は2段階の小項目に分けられ, 計8段階での評価となります. 大項目はJ, A, B, Cの順に自立度が低下していきます.

- ランクJは「何らかの障害を有するが, 日常生活はほぼ自立しており独力で外出する」[1]状態です. **「独力で外出できる」**ことがポイントです. 自立の程度により, 「交通機関等を利用して外出」できる状態をJ1, 「隣近所へなら外出」可能な状態をJ2と区別します.
- ランクAは「屋内での生活はおおむね自立しているが, 介助なしには外出しない」[1]状態です. **「独力では外出できない」「自宅内であればほ

表1 ● 障害高齢者の日常生活自立度（寝たきり度）

ランク	生活範囲	小項目	
J	外出可能 (free)	1：交通機関利用可能 2：自宅周辺の歩ける範囲まで	生活自立
A	自宅内 (house-bound)	1：日中起きている 2：日中も寝ていることが多い	準寝たきり
B	車椅子 (chair-bound)	1：介助なしで移乗可能 2：移乗に介助が必要	寝たきり
C	ベッド上 (bed-bound)	1：寝返りが可能 2：寝返り不可	

（文献1を参考に作成）

ぼ自立している」ことがポイントです．日中ほぼベッドから離れて過ごしている場合にはA1，寝ている時間が多い場合にはA2とします．
- ランクBは「屋内での生活は何らかの介助を要し，日中もベッド上での生活が主体であるが座位を保つ」[1]状態です．ベッドを離れて歩けないが「**車椅子には乗れる**」ことがポイントです．介助なく車椅子への移乗ができる場合にはB1，介助が必要な場合にはB2となります．
- ランクCは「1日中ベッド上で過ごし，排泄，食事，着替えにおいて介助を要する」[1]状態です．「**車椅子移乗もできない**」ことがポイントです．自力で寝返りができればC1，寝返りもできない場合にはC2となります．

上記をまとめると**表1**のようになります．**寝たきり度により制限される生活範囲に注目する**と，「制限なし（free）」がJ，「自宅内に制限（house-bound）」がA，「車椅子までに制限（chair-bound）」がB，「ベッド上に制限（bed-bound）」がCと考えることができます．

日常生活自立度（寝たきり度）がB2以上の重い寝たきり度であれば，肢体不自由で2級以上の身体障害者手帳が取得できる可能性があります．その場合，重度心身障害者医療費受給者証の獲得も可能となり，医療費助成が受けられます（自治体により条件が異なる場合があります）．

2 認知症高齢者の日常生活自立度

認知症高齢者の日常生活自立度では，大項目で5段階に分類され，Ⅰ，

Ⅱ，Ⅲ，Ⅳ，Mの順に認知症の程度が悪化していきます．ここでの認知症の程度とは「**介護負担の大きさ**」とも言い換えることができます．ランクⅡとランクⅢの項目はそれぞれ，さらにaとbの2段階に分けられています．

- ランクⅠは「何らかの認知症を有するが，**日常生活は家庭内および社会的にはほぼ自立**している」[1] 状態です．軽度認知障害（MCI：mild cognitive impairment）の多くはここに含まれます．
- ランクⅡは「日常生活に支障を来たすような症状，行動や意思疎通の困難さが多少見られても，誰かが注意していれば自立できる」[1] 状態です．つまり，「**直接手を出さなくても，見守りや声かけ程度のかかわり**」で生活が可能ということです．自宅内では自立し，外出時のみ介護者のかかわりが必要な場合にはⅡa，自宅内でも必要な場合にはⅡbとなります．
- ランクⅢは「日常生活に支障を来たすような症状，行動や意思疎通の困難さが（ときどき）見られ，介護を必要とする」状態です．「**直接的な介助が必要**」になりますが「**1日中ではない**」というところがポイントです．日中を中心として介助が必要な場合にはⅢa，夜間を中心とした場合にはⅢbとなります．夜間介助が必要な場合には，介護者の睡眠が妨げられるのでより重度な評価となります．
- ランクⅣは，「日常生活に支障を来たすような症状・行動や意思疎通の困難さが頻繁に見られ，常に介護を必要とする」[1] 状態です．つまり「**直接的な介助が必要な状態がほぼ1日中**」である状態です．必要な介護の内容（質）はランクⅢとランクⅣでは同等ですが，必要な時間（量）が増え，介護者の負担は非常に大きなものとなります．
- ランクMは「著しい精神症状や問題行為あるいは重篤な身体疾患がみられ，専門医療を必要とする」[1] 状態となります．主に周辺症状（BPSD：behavioral and psychological symptoms of dementia）が強いために，**自宅での生活が困難**となり入院が必要になる場合が多くなってきます．

上記をまとめると**表2**のようになります．認知症の程度と介護サービスとの関係に注目すると，ランクⅡではデイサービス，デイケアなどの通所サービス，または生活援助（買い物，炊事，洗濯など）を主としたヘルパーの利用が適切と言えるでしょう．ランクⅢ以上ではさらにヘルパーによる

表2 ● 認知症高齢者の日常生活自立度（認知症）

ランク	必要な介護	小項目 (介護が必要な場所, 時間帯)	勧められる介護サービス
Ⅰ	特に必要なし		
Ⅱ	見守り 声かけ	a：自宅外のみ b：自宅内でも	通所サービス ヘルパー （生活援助） ↓ 宿泊サービス ヘルパー （身体介護） ↓ 入院
Ⅲ	直接的な介助	a：日中が主 b：夜間が主	
Ⅳ		1日中	
M	専門医療		

（文献1を参考に作成）

身体介護（食事介助，オムツ交換など），ショートステイなどの宿泊サービスが必要になってくるでしょう（第3章5，表2，3）．特にランクⅢb以上では介護者の夜間睡眠を確保する目的で，早期に宿泊サービスの導入を家族に勧めることが在宅生活を長く継続するためのコツになります．家族の介護力の違いなどにより，必要な介護サービスは異なる場合があります．

認知症加算

認知症高齢者の日常生活自立度がランクⅢ以上の認知症高齢者の利用者数割合が一定以上の場合，施設基準（人員配置基準，研修修了者の有無）を満たしたサービス事業所は，認知症加算（60単位／日）が算定できます（平成27年度介護報酬改定時）．日常生活自立度の確認は，医師の判定（主治医意見書等）を以って行われます（医師の判定がない，または主治医意見書にその記載がない場合には認定調査員が記入した認定調査票が判断基準として用いられます）．

「要支援2」と「要介護1」の判断基準

介護認定において，「要支援2」と「要介護1」の基準の境目は「認知機能低下」と「状態の安定性」の有無です．前者の「認知機能低下」の目安は認知症高齢者の日常生活自立度ランクⅡ以上とされています．判定会議で「要支援2」か「要介護1」かで迷った場合には，主治医意見書の「特記すべき事項」欄にランクⅡ以上（またはそれ以下）である根拠が具体的に記載されていることが重要な判断材料になります．

3 まとめ

　高齢者のケアやリハにかかわる際に日常生活自立度を利用すれば，**より簡単に患者さんの状況を多職種で共有**することができます．また，「現在寝たきり度はC1だから，B2を目標にしよう」といったように，**リハの目標を大まかにイメージする**うえでも役立ちます．ぜひ，日常診療に活かしてください．

◆ 文献・参考文献

1）厚生労働省：障害高齢者の日常生活自立度（寝たきり度）
http://www.mhlw.go.jp/file/06-Seisakujouhou-12300000-Roukenkyoku/0000077382.pdf

〈望月　亮〉

第2章 誰も教えてくれないリハオーダーと評価

16 心理・モチベーション
～「先生，全然リハにノリません」～

Point
- 「気分障害」はないかスクリーニングします
- 「その人のゴール」（個別化されたゴール）を考えます
- 「行動変容のアプローチ」には3つのステップがあります

1 リハビリテーションとモチベーション

リハのプロセスではセラピストによる訓練も大切ですが，何より大切なことは患者本人がそれに対して主体的，意欲的にかかわることです．ICF（**第2章7**）は非常に有用なモデルですが，患者の心理状態を含む**主観的体験を扱うことができない**という指摘もあります[1]．心理状況を扱う一定のアプローチ法をもっておきましょう．ここでは3つのステップとして①マイナス因子の除外，②ゴールの確認，③プラス因子の強化を考えてみます．

2 行動変容を促すための3つのステップ

症例A：肥満の50歳代女性．「どうしてもダイエットする気になれない」
症例B：脳卒中後右不全麻痺，歩行訓練中の70歳代男性．「もういやだ」

行動変容を促すアプローチをするときは下記を考えます．

Q1）「励ましてはいけない」のはどのようなケースか？（気分障害を除外）
Q2）この2人にとっての真のゴールは何か？（個別化されたゴール）
Q3）どのように声掛けをすればよいか？（行動変容のアプローチ）

1）気分障害を除外（励ましてはいけない）

医師として気分障害だけは見落としてはいけません．「脳卒中治療ガイドライン2015」[2] では脳卒中後には脳卒中後うつ（post stroke depression）が生じやすく（約33％），ADLの障害因子とされており，積極的に発見す

表1 ● PHQ-2（Patient Health Questionnaire-2）日本語版（2013 NCNP版）

この2週間、次のような問題に悩まされていますか？		
物事に対してほとんど興味がない、または楽しめない	はい	いいえ
気分が落ち込む、憂うつになる、または絶望的な気持ちになる	はい	いいえ

PHQ-2日本語版（2013 NCNP版）の無断複写，転載，改変を禁じます．
監修（2013）村松公美子・伊藤弘人：国立精神・神経医療研究センター精神保健研究所精神研究部

表2 ● GDS-5（Geriatric Depression Scale）

GDS-5（Geriatric Depression Scale）	1点	0点
現在の生活に満足していますか？	いいえ	はい
毎日が退屈だなと思うことが多いですか？	はい	いいえ
外出したり何か新しいことをするよりも家にいたいと思いますか？	はい	いいえ
生きていても仕方がないと思う気持ちになることがありますか？	はい	いいえ
自分が無力だと思うことが多いですか？	はい	いいえ

2点以上で陽性
（文献10より引用）

るよう心がけます．また高齢者は若年成人とは症状が異なり，発見されにくいため注意が必要です．

ここでは気分障害のスクリーニング法として二項目質問紙法PHQ-2[8]（Patient Health Questionnaire，**表1**）と，高齢者用のGDS-5（Geriatric Depression Scale，**表2**）の2つを押さえておきましょう．

これらの質問法は感度は比較的高いものの特異度が低い[3,4]ため，もしスクリーニング法が陽性なら，追加精査〔PHQ-9，GDS-15など〕を検討してください．また気分障害とは異なりますが，前頭葉損傷の患者さんは発動性低下が見られることがあります．必要に応じて精神科コンサルトを検討してください．

2）その人のゴールを考える（個別化されたゴール）

モチベーションをもって行動してもらうためには，ある行動がその人にとって関連性がある（relevant）と感じる必要があります．つまり**自分にとって重要かつ切実と思えることが大切**です．もう一度その人のゴール（個別化されたゴール）を考えてみましょう（詳細は**第2章17**）．

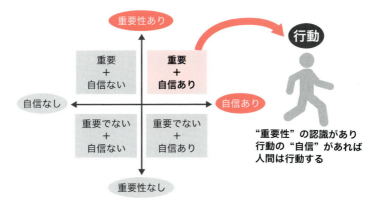

図1 ● 重要度－自信度モデル（conviction-confidence model）[5]

3) 行動変容のアプローチを身につける

　医師が言えば患者は何でもその通りにするというほど世の中は甘くありません．しかし，適切なかかわりや問いかけをすることで，本人が変わることをサポートできるかもしれません．ここでは行動変容を促すさまざまな理論のうち，2つ紹介します．

① 重要度－自信度モデル（conviction-confidence model，図1）[5]

　重要度－自信度モデルは患者がある行動をとろうとするとき，その行動に対する重要性の認識と，その行動をとる自分に対する自信を問うものです．行動を制限しているのが「**やろうと思えばできるが重要だと思えない**」からなのか「**重要とは思うがやる自信がない**」からなのかでアプローチが異なります．

> Q1）その行動（リハ）はあなたにとってどれくらい重要か？
> Q2）それをやり続ける自信はどれくらいあるか？

　この2つの質問を10段階評価（1～10点）で聞いてみましょう．ただ点数を聞くだけでなく，例えば6点と答えたならなぜ4点ではないのか？ なぜ8点ではないのか？ と聞くことで重要な情報が得られることがあります．

② 社会的認知理論

　社会的認知理論はBanduraによって提唱された行動変容理論の1つで

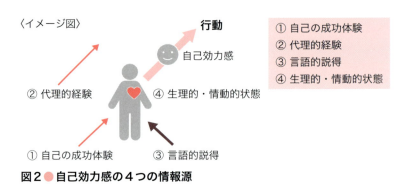

図2 ● 自己効力感の4つの情報源

す[6]．人間が行動し，続けるためには「やれば望ましい結果が得られる」と思うこと（結果期待），それを「自分はやれる」と思うこと（効力期待）の2つが大切です[7]．特に効力期待＝自己効力感（self-efficacy）を高めるためには，以下に示す自己効力感の4つの情報源を考えます（図2）．

- **自己の成功体験**：過去に同じ，ないし類似の成功体験をしたこと．1つ1つの成功体験の積み重ねが自信に繋がります．達成可能な小さい目標を考えることも重要になります．
- **代理的体験**：他者の行動を観察して自分もやれそうだと思うこと．同じ疾患や障害をもった人の成功体験や回復が自己効力感に繋がることがあります．
- **言語的説得**：他者から「あなたならできる」と言ってもらえること．患者本人にとって説得力のある人からの評価である必要があります．
- **生理的・情動的状態**：自分の身体的・心理的体験．行動に伴った身体的体験や心理的体験（手の震えなど）が自信の有無に繋がります．

3 冒頭のケースで考えてみましょう

1）症例A：ダイエットできない50歳代女性のケース

PHQ-2は陰性．趣味のカラオケも続けています（気分障害の除外）．
どうやら半年後の長女の結婚式までには痩せたいとのこと．−1kg/月の目標で運動療法と食事療法を行う予定となりました（個別化されたゴール）．
話をよく聞くと仲のよい主婦仲間のB子が減量に成功したことや（代理的体験），過去には決心してお弁当を毎日つくり続けたこともあることから

(過去の成功体験), 頑張ろうと思っているようです. 少し歩いてみると爽快感があり（情動的状態）, 外来のたびに「今月は○○ができたんですね！きっとあなたなら大丈夫ですよ」と主治医に言われるのも励みになっている様子です（成功体験/言語的説得）.

2）症例B：歩行訓練の進まない70歳代男性脳卒中患者のケース

PHQ-2で2項目陽性（気分障害の除外）.

精査としてPHQ-9を使用してみると12点と陽性であり精神科にコンサルト. 脳卒中後うつ病の診断で抗うつ剤が導入され, 2週間後には少し表情も明るくなりました.

話を聞くと自営業で忙しい同居の息子夫婦に迷惑はかけられないので, トイレ歩行ができていないことに絶望しているようでした. まずは最初の1カ月で外来での立位訓練と平行棒での歩行訓練, ポータブルトイレの使用を目標としました（個別化されたゴール）. リハ室では他患者の様子も見ながら（代理的体験）, ほんの数mの歩行で疲れてしまうことに不安を覚えている（情動的状態）様子で, 主治医として日々のご本人の取り組みを聞いて「一歩一歩進んでいますね」と声をかける（言語的説得）日々です.

◆ 文献・参考文献

1) 「ICF（国際生活機能分類）の理解と活用―人が『生きること』『生きることの困難（障害）』をどうとらえるか」（上田 敏/著), きょうされん, 2005
2) 「脳卒中治療ガイドライン2015」（日本脳卒中学会脳卒中ガイドライン委員会/編), 協和企画, 2015
3) Arroll B, et al：Screening for depression in primary care with two verbally asked questions: cross sectional study. BMJ, 327：1144-1146, 2003
4) 和田有理, 他：AGESプロジェクトのデータを用いたGDS5の予測的妥当性に関する検討：要介護認定, 死亡, 健康寿命の喪失のリスク評価を通して. 厚生の指標, 61：7-12, 2014
5) Keller VF & White MK：Choices and changes: A new model for influencing patient health behavior. J Clin Outcomes Manag, 4：33-36, 1997
6) Bandura A：Self-efficacy: toward a unifying theory of behavioral change. Psychol Rev, 84：191-215, 1977
7) Bandura A：Theoretical perspectives.「Self-efficacy: The exercise of control」（Bandura A) W.H. Freeman and Company, pp1-35, 1997
8) 村松公美子：身体科におけるうつ病スクリーニングツールの留意点：身体疾患患者の精神的支援ストラテジー（樋口輝彦/総監修, 村松公美子, 伊藤弘人/編), pp6-11, NOVA出版, 2013
9) 「医療・保健スタッフのための健康行動理論の基礎―生活習慣病を中心に」（松本千明/著), 医歯薬出版, 2002
10) Hoyl MT, et al：Development and testing of a five-item version of the Geriatric Depression Scale. J Am Geriatr Soc, 47：873-878, 1999

〈奥　知久〉

17 ゴール設定
〜そのリハの先には結局何がある？〜

> **Point**
> - 「ICF」の枠組みで"障害"を多角的に捉えます
> - 「個別化されたゴール」を検討します
> - 「SMART」なゴール設定をセラピストとともに立案します

はじめに

リハにおいてゴール設定は重要です．到達目標も期限もわからず走り続けるのはしんどいですよね．入院患者さんの障害に，「とりあえずリハオーダー」「そのままお任せリハ」になってしまってはいませんか？

1 ゴール設定のために必要なこと

ゴール設定とはその人のために必要な「個別化されたゴール」を設定するだけでなく，そこに到達するためのプランニングを一緒に行うことです．障害をもった患者さんの「現状を評価し，目標を共有し，リハ計画を立案する」作業をセラピストと一緒に取り組んでください．

2 ゴール設定の具体的なステップ

具体的に取り組むために以下のステップを踏んでみましょう．

① ICFを用いてアセスメントする ：問題と資源を洗い出す
② 個別化されたゴールを検討する ：人となりを知る
③ SMARTなゴールを設定する ：具体的なゴールの検討

1) ステップ① 〜ICFでのアセスメント

ICFは「ある一時点における患者の包括的な評価方法の1つ」と考えてください．

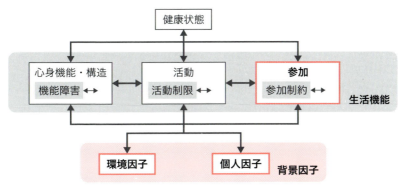

図 ICF
（文献1より引用）

健康状態，心身機能のみならず，活動，参加，環境因子，個人因子等，多角的な因子（図）を検討することが特に重要です[2]．

2）ステップ② ～個別化されたゴールを検討する

以下の2例におけるゴールを考えてみましょう．

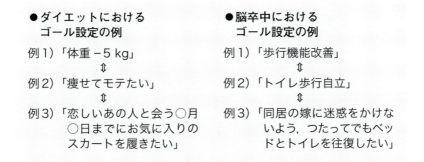

いかがでしょうか？ 上記のどの目標も間違いではありません．しかし切実さには天と地の差があります．まずは**患者さんの"人となり"を知る**ことが大切です．「この人って，だからこうなのか」と思えると見えてくるものがあるはずです．

個別化されたゴールの"コツ"はICFにおける「個人因子」「環境因子」「参加因子」を考えることです．代表的なポイントをあげます．

① 個人因子
- ライフヒストリー：例）「その頃どんなことをされていたんですか？」
「出身は？」「若い頃は？」「どんな仕事？」「定年後は？」など"人"としての患者さんのエピソードを興味をもって聞くことで非常に重要な情報が得られます．
- 過去の健康関連体験：例）「そのときってさぞ大変だったんでしょう？」
入院体験や介護体験とそのときの認識はその後の健康関連行動に深く結びつくことがあります．
- 本人の性格や価値観：例）「どんな性格だと言われますか？」
本人ないし家族から聞いてみましょう．「座右の銘／好きな言葉は？」という質問ワザもあります．

② 環境因子
- 家族図：例）「差し支えなければご家族の構成を教えていただけますか？」
どういう家族構成で互いにどういう影響を及ぼしあっているか？ 患者の疾患や障害に対して，またその後の生活についてどのように考えているか？ 家族に支援のための余裕はあるか？ を本人ないし家族に確認し，家族図を描きます．
- 住居環境：例）「お家はどんな構造ですか？」
段差などの家屋情報や近隣情報（店，交通など）やコミュニティーとの関係なども検討するとよいでしょう．
- social support：例）「どんな方が生活を助けてくれるんですか？」
formal support と呼ばれる介護保険上（ケアマネージャー，介護サービス状況など）や医療上（かかりつけ医など）の関与，informal support と呼ばれる家族や友人，コミュニティー関係者など本人にとってかかわりの深い関係者をピックアップします．

③ 参加因子
- 役割：例）「入院前は普段どんなことをされていましたか？」
入院前に本人が果たしていた役割は何か？ 家族内，職場内，友人との関連等においてどういう存在か？ を確認することは，復帰の目標設定に大いに参考になります．
- AADL：例）「昔からずっと好きだったことって何ですか？」
詳しくは別項（第2章8）参照．本人の生き甲斐となっていたものです．

- やりたいこと：例）「退院したら何がやりたいですか？」
  もし退院したらやりたいことは何かを確認し，モチベーションに繋がる手がかりを得ます．

3) ステップ③ ～ SMART なゴール設定

実際にゴールを設定するうえで，どういうポイントに気をつければよいのでしょうか．セラピストによる身体機能の初期評価，ICFを用いた多角的な評価を行ったうえで，予後予測をしながら具体的なゴールを設定することが大切[3]です．具体的なゴールを設定するために下記の"SMART"なゴールを心がけましょう．

《SMART なゴール設定》

Specific（具体的）
漠然とした目標ではなく，個別化された具体的な行動を書きます．
⇒例）自宅ベッドとトイレまでの往復自力歩行．（△歩行能力改善）

Measurable（測定可能）
できれば数値目標，もしそれが難しければ自立，監視，軽介助などの具体的な言葉で表現します．

Achievable（達成可能）
ゴールは高すぎても低すぎてもよくありません．セラピストと一緒に現実的なゴールを検討します．

Relevant（切実）
本人にとって重要なゴールであることが大切です．身体機能レベルの目標（関節可動域の改善など）より活動因子・参加因子にかかわる目標の方が本人にとっては切実であることが多いです．

Time bound（期限が明確）
先が見えないと苦しくなるので短期目標（short term goal）と長期目標（long term goal）を設定します．

〈具体例〉
　STG：2週間でポータブルトイレ介助下使用．
　LTG：4カ月で自宅トイレ歩行自立．介助下で庭に出られる．

リハの専門医やベテラン医師でなければ最初の段階で明確な予後予測とゴールを設定することは困難でしょう．患者・家族の状況や希望に合わせて大まかなゴールを設定したうえでセラピスト（PT, OT, ST）の介入を依頼し，一定期間（数日〜1週間）でディスカッションする機会をもつようにします．ゴール設定はある一時点で完成させるものではなく，仮説と検証，修正をくり返すものであると認識してください．

◆ 文献・参考文献
1)「「よくする介護」を実践するためのICFの理解と活用：目標指向的介護に立って」（大川弥生/著），中央法規，2009
2) Steiner WA, et al：Use of the ICF model as a clinical problem-solving tool in physical therapy and rehabilitation medicine. Phys Ther, 82：1098-1107, 2002
3) 若林秀隆：SMARTなゴール設定．「高齢者リハビリテーション栄養」（若林秀隆/著），pp50-53, カイ書林，2013
4)「高齢者リハビリテーション栄養」（若林秀隆/著），カイ書林，2013

〈奥　知久〉

第3章

その入院患者さん、
リハ必要ですよ

1 嚥下障害（誤嚥性肺炎）

Point
- 誤嚥性肺炎の患者には，入院当日にリハオーダーもしくはリハ科併診を行います
- 入院当日から早期離床（少なくとも坐位），早期経口摂取，適切な栄養管理を行います
- 誤嚥性肺炎後の摂食嚥下障害と寝たきりを悪化させないことが大切です

はじめに

2010年の厚生労働省の臨床研修修了者アンケート調査では，リハビリテーション（以下，リハ）科をローテートした研修医の割合は3.2％（大学病院4.4％，研修病院2.1％）でした．つまり，ほとんどすべての研修医は，リハ科で研修していません．しかし，内科，外科などで研修して，**リハ科併診もしくはリハオーダーを一度もしなかったという方は誰もいないはずです．** 本章では病棟で患者を受けもつ際に知っておくとよいリハの知識・スキルについて症例とともに紹介します．本稿では，高齢社会で患者数が急増している誤嚥性肺炎のリハについて解説します．

症例呈示　誤嚥性肺炎後，今まで通りの生活を望むうつ病の患者・家族

84歳女性，うつ病，誤嚥性肺炎．15年前にうつ病と診断され，外来加療されていました．1カ月前から食事摂取量が減少し，1週間前から水分摂取が困難となり今回，脱水，肺炎で入院となりました．

入院時JCS 2，血圧96/54 mmHg，脈拍110回/分・整，体温37.6℃，呼吸22回/分，SpO$_2$ 90％（room air）．身長149 cm，体重未測定で不明．検査値：白血球数13,100/μL，ヘモグロビン8.9 g/dL，アルブミン2.5 g/dL，CRP 13.8 mg/dL．胸部X線で右下肺野に肺炎像を認めました．誤嚥性肺炎と診断して，抗菌薬の点滴，酸素療法を開始して，安静度はとり

あえずベッド上安静としました．さらなる誤嚥を防ぐためにとりあえず禁食として，末梢静脈栄養でヴィーン®D 500 mL＋ソルデム®3号1,000 mLを開始しました．

入院10日目にCRPが0.9 mg/dLまで改善したため，食事と歩行の自立と早期自宅退院を目標に，理学療法（physical therapy）と言語聴覚療法（speech therapy）のリハオーダーをしました．しかし，理学療法士（以下PT）の評価では訓練を行っても車椅子での生活がゴール，言語聴覚士（以下ST）の評価では訓練を行っても楽しみ程度（1日1回ゼリー）の経口摂取がゴールとのことでした．これらをふまえて本人と家族に胃瘻造設の話をすると「今まで普通に食べて歩いていたのに，胃に穴を造るなんてとんでもない．今まで通り食べて歩けるようにならないと家では介護できないし困る」と胃瘻を拒否されました．

 症例のポイント

1 リハオーダーが遅すぎる

患者・家族の願いを叶えるためには，どのようにすればよかったのでしょうか．症例では，入院10日目にCRPが0.9 mg/dLとなってからリハオーダーをしましたが，10日間で全身や嚥下の廃用が急速に進行して，歩行困難，嚥下障害となってしまいました．日本離床研究会の離床の開始基準を**表1**に示します[1]．**表1**のいずれかの項目に該当する場合のみ，積極的な離床を行いません．今回の症例はどの項目にも該当しませんので，入院時にベッド上安静とするのは不適切でした．**入院当日に理学療法のリハオーダーをして，PTと看護師で連携して早期離床を行うべきでした．**

東名厚木病院での摂食訓練開始のタイミングを**表2**に示します[2]．今回の症例は**表2**のすべての項目に該当するので，入院時に禁食とするのは不適切でした．**入院当日に言語聴覚療法のリハオーダーをして，STと看護師で連携して嚥下調整食の早期経口摂取を行うべきでした．**

リハは誤嚥性肺炎に限らず，疾患の治療後に「リハでもするか」，「あとはリハしかない」という「でもしかリハ」になりがちです．しかし，予備力の少ない高齢者で「でもしかリハ」を行うと，手遅れとなることが少なくありません．離床の開始基準に該当しても，摂食訓練開始のタイミング

表1 ● 離床の開始基準（日本離床研究会）

- 強い倦怠感を伴う38℃以上の発熱
- 安静時の心拍数が50回／分以下，120回／分以上
- 安静時の収縮期血圧が80 mmHg以下，200 mmHg以上，拡張期血圧120 mmHg以上
- 安静時より危険な不整脈が出現
- 安静時より異常呼吸
- P/F（PaO_2/FiO_2）比が200以下の重症呼吸不全
- 麻痺など神経症状の進行
- 意識障害の進行

（文献1より引用）

表2 ● 摂食訓練開始のタイミング

① 医師の許可を前提
② 病状の進行がなく意識レベルがクリア・Ⅰ桁・Ⅱ-10
③ 良好な口腔内環境
④ 気道のクリアランスが良好
⑤ バイタルサインがおおむね安定
⑥ リスク管理としてモニタリングする担当者がいる
　（医師，摂食嚥下専従ナースもしくはSTとの協働）

（文献2より引用）

に該当しなくても，誤嚥性肺炎の高齢者では全員，入院当日にリハオーダーもしくはリハ科併診することを強くお勧めします．

2 入院当日に嚥下評価を行っていない

　嚥下リハの実際はSTに依頼しますが，直接訓練（食べ物を使用した訓練）が可能かどうかのスクリーニングテストは，STや看護師に任せるのではなく受け持ち医が自ら実施すべきです．以下のテストがすべて正常であれば，摂食嚥下障害があっても直接訓練が可能と判断します．ただし，摂食嚥下障害を否定するテストではないことに注意してください．

① フードテスト（食物テスト）

　ティースプーン1杯（3～4 g）のプリンやゼリーを嚥下させます．口腔

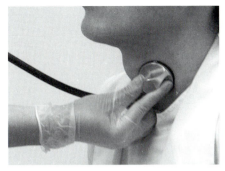

図1● 頸部聴診法
甲状軟骨〜輪状軟骨直下の気管外側上皮膚面などで聴診.

内が汚いときは,口腔ケアを行ってから実施します.嚥下あり,むせなし,湿性嗄声・呼吸変化なし,口腔内残留なしの場合と,口腔内残留があっても追加嚥下(もう一度ゴクンとすること)で残留が消失する場合が正常です.そのため,嚥下後に口腔内の確認が必要です.姿勢(坐位で行うか,ギャッジアップ30°,頸部前屈位で行うか)によって結果が異なる可能性があります.

② 改訂水飲みテスト

冷水3mLを嚥下させて,空嚥下の指示を追加して30秒間観察します.嚥下あり,むせなし,湿性嗄声・呼吸変化なし,30秒間で2回以上の空嚥下可能の場合が正常です.

フードテストと改訂水飲みテストを行う際には,むせのない誤嚥を少しでも見つけるために,以下の2つの手法を併用します.

③ 頸部聴診法

スクリーニングテストや食事のときに甲状軟骨〜輪状軟骨直下の気管外側上皮膚面で嚥下音と呼吸音を聴診します(図1).短く強い嚥下音と,その後の澄んだ呼吸音が正常です.長く弱い嚥下音,複数回の嚥下音,水泡様の嚥下音,嚥下後の喘鳴音・湿性音,呼吸音と嚥下音の連続音の場合には,咽頭収縮力の低下,咽頭残留,喉頭侵入,誤嚥を疑います.

④ パルスオキシメーター

スクリーニングテストや食事のときに酸素飽和度を評価します.テストの前後で酸素飽和度が3%低下したら,摂食嚥下障害の可能性が高いと判定します.

これらのスクリーニングテストで正常の場合には，入院当日より嚥下調整食（ゼリー）の経口摂取を開始します．一方，異常の場合には，嚥下内視鏡検査や嚥下造影検査による評価を行うことが望ましいです．

3 入院当日に栄養評価を行っていない

高齢者の脱水，肺炎であれば，低栄養の可能性が高いです．しかし，入院時に体重を測定せず栄養状態を評価していませんでした．栄養評価では，体重を測定してBMI（body mass index）と体重減少率を評価することが最も重要です．体重減少率は，

　　　（通常体重 − 現体重）÷ 通常体重 × 100

で計算し1週間で2％，1カ月で5％，3カ月で7.5％，6カ月で10％以上減少すれば，中等度以上の栄養障害と判定します．

体重測定が難しい場合には，体重がわからない場合でも栄養評価が可能な簡易栄養状態評価表（Mini Nutritional Assessment® –Short Form：MNA®-SF，図2）[3〜6] を行います．14点満点で12〜14点なら栄養状態良好，8〜11点なら低栄養のおそれあり，0〜7点なら低栄養と判定します．今回の症例のMNA®-SFは1点と低栄養でした．

4 入院当日からの栄養管理が不適切

入院後10日間，末梢静脈栄養でヴィーン®D（ブドウ糖加アセテートリンゲル液）500 mL＋ソルデム®3号（ブドウ糖・電解質液）1,000 mLで栄養管理されていました．1日エネルギー摂取量272 kcal，アミノ酸0 gです．高齢者は身体要因（消化管疾患，がん，摂食嚥下障害），精神要因（認知症，うつ病），薬剤要因（多剤内服，薬剤副作用），社会要因（独居，介護不足，経済的問題）で低栄養を認めることが多いため，入院当日からの適切な栄養管理が必要です．ビーフリード®（ビタミンB$_1$・糖・電解質・アミノ酸液）1,500 mL＋20％イントラリポス®（脂肪乳剤）200 mLであれば，1日エネルギー摂取量1,030 kcal，アミノ酸45 gとなり，2週間以内であれば適切な栄養管理といえます．

5 安静により摂食嚥下障害を悪化させた：サルコペニアの摂食嚥下障害

サルコペニアとは，狭義では加齢による筋肉量減少，広義ではすべての原因による筋肉量減少，筋力低下および身体機能低下を意味する言葉です．全身だけでなく嚥下関連筋にも認めることがあります．サルコペニアの原

簡易栄養状態評価表
Mini Nutritional Assessment-Short Form
MNA®

Nestlé Nutrition Institute

氏名：

性別：　　　年齢：　　　体重：　　　kg　身長：　　　cm　調査日：

下の□欄に適切な数値を記入し、それらを加算してスクリーニング値を算出する。

スクリーニング

A 過去3ヶ月間で食欲不振、消化器系の問題、そしゃく・嚥下困難などで食事量が減少しましたか？
0 = 著しい食事量の減少
1 = 中等度の食事量の減少
2 = 食事量の減少なし

B 過去3ヶ月間で体重の減少がありましたか？
0 = 3 kg 以上の減少
1 = わからない
2 = 1〜3 kg の減少
3 = 体重減少なし

C 自力で歩けますか？
0 = 寝たきりまたは車椅子を常時使用
1 = ベッドや車椅子を離れられるが、歩いて外出はできない
2 = 自由に歩いて外出できる

D 過去3ヶ月間で精神的ストレスや急性疾患を経験しましたか？
0 = はい　　　2 = いいえ

E 神経・精神的問題の有無
0 = 強度認知症またはうつ状態
1 = 中程度の認知症
2 = 精神的問題なし

F1 BMI (kg/m²)：体重(kg)÷身長(m)²
0 = BMI が19 未満
1 = BMI が19 以上、21 未満
2 = BMI が21 以上、23 未満
3 = BMI が 23 以上

BMI が測定できない方は、F1 の代わりに F2 に回答してください。
BMI が測定できる方は、F1 のみに回答し、F2 には記入しないでください。

F2 ふくらはぎの周囲長(cm)：CC
0 = 31cm未満
3 = 31cm以上

スクリーニング値
(最大：14ポイント)

12-14 ポイント：　栄養状態良好
8-11 ポイント：　低栄養のおそれあり (At risk)
0-7 ポイント：　低栄養

Ref.　Vellas B, Villars H, Abellan G, et al. *Overview of the MNA® - Its History and Challenges.* J Nutr Health Aging 2006;10:456-465.
Rubenstein LZ, Harker JO, Salva A, Guigoz Y, Vellas B. *Screening for Undernutrition in Geriatric Practice: Developing the Short-Form Mini Nutritional Assessment (MNA-SF).* J. Geront 2001;56A: M366-377.
Guigoz Y. *The Mini-Nutritional Assessment (MNA®) Review of the Literature - What does it tell us?* J Nutr Health Aging 2006; 10:466-487.
Kaiser MJ, Bauer JM, Ramsch C, et al. *Validation of the Mini Nutritional Assessment Short-Form (MNA®-SF): A practical tool for identification of nutritional status.* J Nutr Health Aging 2009; 13:782-788.
® Société des Produits Nestlé, S.A., Vevey, Switzerland, Trademark Owners
© Nestlé, 1994, Revision 2009. N67200 12/99 10M
さらに詳しい情報をお知りになりたい方は、www.mna-elderly.com にアクセスしてください。

図2● 簡易栄養状態評価表
(文献6より転載)

因は加齢，活動，栄養，疾患に分類されます[7]．

今回の症例では，加齢，活動（入院後のベッド上安静と禁食），栄養（入院後の不適切な栄養管理），疾患（誤嚥性肺炎）とすべてのサルコペニアの原因を認めます．これらによってサルコペニアが急速に悪化するため，**誤嚥性肺炎の発症前までは常食の経口摂取と歩行が可能でも，誤嚥性肺炎の治癒後には重度の摂食嚥下障害と寝たきりになることがあります**（図3）[8]．これをサルコペニアの摂食嚥下障害といいます[8]．

加齢と疾患によるサルコペニアはやむをえない面もありますが，活動と栄養によるサルコペニアは入院当日から早期離床，早期経口摂取，適切な栄養管理を行えば予防できます．つまり，**活動と栄養によるサルコペニアの原因は受け持ち医にあり，医原性サルコペニアといえます．**

サルコペニアの摂食嚥下障害の対応には，リハ栄養の考え方が有用です．リハ栄養とは，栄養状態も含めてICF（国際生活機能分類）で評価を行ったうえで，**障害者や高齢者の機能，活動，参加を最大限発揮できるような栄養管理を行うことです．** スポーツ栄養のリハ版といえます．

スポーツ栄養とリハ栄養

スポーツ栄養では，スポーツ選手が試合当日に最高のパフォーマンスを発揮できるような栄養管理を行います．リハ栄養では，障害者や高齢者が日頃の生活で最高のパフォーマンスを発揮できるような栄養管理を行います．

加齢に対しては，嚥下筋の筋力増強訓練（頭部挙上訓練，舌筋力増強訓練，嚥下おでこ体操）を行います．活動に対しては，入院当日からの早期経口摂取と早期離床（少なくとも坐位）を行い，廃用性筋萎縮を予防します．栄養に対しては，入院当日から適切な栄養管理を行います．疾患に対しては，誤嚥性肺炎の早期治癒が最も重要です．

サルコペニアの摂食嚥下障害では当初，経口摂取困難と判定されても，栄養状態とサルコペニアを改善すれば，常食まで経口摂取できるようになることがあります．ただし，栄養状態とサルコペニアの改善には2〜3カ月間以上，要することがあります．今回の症例では，肺炎治癒後に経鼻経管栄養で栄養改善を目的とした攻めの栄養管理（例：1日エネルギー摂取量2,000 kcal，タンパク質90 g）を行いながら理学療法，言語聴覚療法を

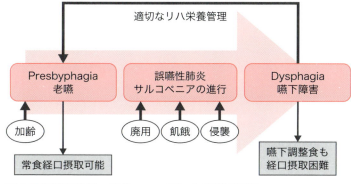

図3 ● 誤嚥性肺炎・サルコペニアによる嚥下障害
（文献8より引用）

継続すれば，嚥下調整食の三食経口摂取とつたい歩き自立の可能性はあります．

◆ 文献・参考文献

1) 曷川 元，永谷悦子：「循環器ケアと早期離床ポケットマニュアル」（曷川 元，永谷悦子/監），p2，丸善プラネット，2009
2) 小山珠美：評価に応じた経口摂取開始と段階的ステップアップ．「ビジュアルでわかる早期経口摂取実践ガイド」（小山珠美/監著），p99，日総研，2012
3) Vellas B, et al：Overview of the MNA – – Its history and challenges. J Nutr Health Aging, 10：456–465, 2006
4) Rubenstein LZ, et al：Screening for undernutrition in geriatric practice：developing the short-form mini nutritional assessment (MNA-SF). J Gerontol A Biol Sci Med Sci, 56：M366–372, 2001
5) Guigoz Y：The Mini-Nutritional Assessment (MNA) review of the literature – – What does it tell us？J Nutr Health Aging, 10：466–487, 2006
6) MNA®-SF
http://www.mna-elderly.com/forms/mini/mna_mini_japanese.pdf
7) Cruz-Jentoft AJ, et al：Sarcopenia：European consensus on definition and diagnosis：Report of the European Working Group on Sarcopenia in Older People. Age Ageing, 39：412–423, 2010
8) 若林秀隆，藤本篤士：「サルコペニアの摂食・嚥下障害 リハビリテーション栄養の可能性と実践」（若林秀隆，藤本篤士/編著），p127，医歯薬出版，2012

〈若林秀隆〉

第3章 その入院患者さん、リハ必要ですよ

2 脳卒中

Point
- 脳卒中の患者には、入院当日にリハオーダーもしくはリハ科併診を行います
- 十分なリスク管理のもと、できるだけ発症後早期から歩行訓練を含めた積極的なリハを行います
- 機能訓練室に行って患者の訓練の様子をみて、PT・OT・STに声をかけましょう

はじめに

　本稿では、脳卒中のリハを取りあげます．日本人の死因としては肺炎に抜かれて第4位になりましたが、寝たきりの原因としては最も重要な疾患です．リハオーダーが遅れることで医原性の寝たきりをつくることは、避けなければなりません．リハオーダーのタイミングと内容、およびPT・OT・STとのディスカッションについて解説します．

症例呈示　「とりあえず禁食、とりあえず安静」と対応した脳梗塞症例

　74歳女性，脳梗塞（アテローム血栓性）．11年前に高血圧症，脂質異常症と診断され，外来加療されていました．今回，左片麻痺，構音障害，嚥下障害，意識障害のため入院となりました．

　入院時JCS 2，血圧182/104 mmHg，脈拍82回/分・整，体温36.4℃．身長153 cm，体重57 kg，BMI 24.3 kg/m²．NIHSS (National Institute of Health Stroke Scale) 12点．頭部MRIで右放線冠〜半卵円中心に直径25 mmのアテローム血栓性脳梗塞を認めました．発症後3時間以内であり，t-PA（アルテプラーゼ）療法の適応外や慎重投与に該当する項目がなかったため，t-PA療法を行いました．30 mLの水飲みテストで誤嚥したため，とりあえず禁食として，末梢静脈栄養でビーフリード®1,500 mLを開始しました．t-PAの副作用による頭蓋内出血のリスクを考え，とり

あえず安静臥床としました．

入院7日目，NIHSS 10点と若干改善しましたが，著明な麻痺の改善は認めませんでした．全身状態が安定して今後は頭蓋内出血のリスクは低いと考え，廃用予防目的で理学療法1単位（20分）のリハオーダーをしました．しかしPTから，作業療法，言語聴覚療法をすぐに追加することと，それぞれ2単位（40分）にすることを依頼されました．

 症例のポイント

1 リハオーダーが遅すぎる

入院7日目に全身状態が安定したと判断してからリハオーダーをしましたが，7日間で廃用性筋萎縮など廃用症候群が進行してしまいました．**急性期脳卒中では原則として，入院当日にリハオーダーもしくはリハ科併診を行います**．例外は，最重症の脳卒中や合併症で，数日以内に死亡する可能性が高い場合です．最重症例で実際にリハを行うかどうかは，リハオーダーをしたうえでリハ科医師やPT・OT・STと相談して決めればよいと考えます．

横浜市立脳血管医療センターのリハ中止基準として，運動を行わない方がよい場合を**表1**に示します[1]．ただしあくまで基準であって，実際には患者ごとにその病態にしたがって，基準となる指標の修正を行っています．今回の症例はどの項目にも該当しませんので，入院当日から運動が可能な

表1 ● 横浜市立脳血管医療センターのリハ中止基準：
**　　　運動を行わない方がよい場合**

1）安静時脈拍数120/分以上
2）拡張期血圧120mmHg以上
3）収縮期血圧200mmHg以上（脳出血保存治療例は160mmHg以上）
4）労作性狭心症を現在有するもの
5）新鮮心筋梗塞1カ月以内のもの
6）うっ血性心不全の所見が明らかなもの
7）心房細動以外の著しい不整脈
8）運動前すでに動悸，息切れのあるもの

（文献1より引用）

状況でした．また，運動を行わない方がよい項目に該当したとしても，関節可動域訓練，ポジショニング，坐位訓練，嚥下訓練などは実施可能です．入院当日にリハオーダーをすべきでした．

2 リハオーダーの内容が不適切である

　廃用予防目的で理学療法1単位（20分）のリハオーダーをしましたが，この症例のリハの目的は，廃用予防ではなく機能や活動の改善です．JCS3桁の重症脳卒中であれば，廃用予防目的で理学療法1単位（20分）でよいです．しかし，急性期脳卒中で機能改善目的の場合には，20分のリハでは足りません．1日2〜3時間のリハを行うことが望ましいです．ただし急性期病院に勤務するPT・OT・STの人数は，回復期リハ病院と比較すると少ないのが現状です．実際には，病院に勤務するPT・OT・STの人数とリハを必要とする患者数の関係で，それ以下の時間となる場合もあります．

　作業療法と言語聴覚療法も入院当日より行うべきでした．この症例では上肢麻痺，高次脳機能障害（注意障害），ADL制限などに対する作業療法が必要でした．また，構音障害，嚥下障害に対する言語聴覚療法も必要でした．

脳血管疾患の急性期リハと慢性期リハ

急性期リハ：廃用予防，早期機能改善，活動自立，自宅退院を目標に入院当日から実施します．
慢性期リハ：特に発症6カ月から1年以降の場合，麻痺の回復は困難なことが多いです．しかし廃用の要素があれば集中的な機能訓練で改善することがあります．
高次脳機能障害は発症1年以降でも改善しますので長期間のリハが必要です．機能改善もめざしますが，参加制約の改善やQOLの維持・向上により重点をおきます．

3 入院当日の禁食が不適切である

　入院当日に嚥下機能を評価したことは適切です．しかし，30 mLの水飲みテストで誤嚥したために禁食としたのは不適切です．30 mLの水飲みテストは，改訂水飲みテスト（3 mLの水飲みテスト）とは異なり，経口摂取の可否を判断するスクリーニングテストではありません．**つまり，30 mL**

表2 ● 横浜市立脳血管医療センターの脳卒中急性期離床基準

1. 麻痺等の症状の進行・増悪が停止していること
2. 意識障害がJCS 1桁であること
3. 脳循環病態に関する評価（MRAや超音波検査）ができており，重大な問題がないこと
4. 循環器系の合併症（心不全や虚血性心疾患），脳卒中リスク因子，その他の合併症の評価ができていること
5. リハビリテーションに関する説明が行われていること
6. 収縮期血圧が，脳梗塞では200 mmHg以下，脳出血では160 mmHg以下にコントロールできていること

（文献1より引用）

の水飲みテストで誤嚥しても，改訂水飲みテストが正常であれば，経口摂取を開始できる可能性が十分あります．

30 mLの水飲みテストと反復唾液嚥下テスト（唾液を30秒間，空嚥下するように指示して，3回以上嚥下できれば正常）は，咽頭期の嚥下障害を否定するスクリーニングテストです．これらのテストが正常であれば，問題なく経口摂取できる可能性が高くなります．一方，これらのテストが異常でも，経口摂取できる場合が少なくないことに注意が必要です．STと協力して経口摂取できるかどうかを見極めることをお勧めします．

4 入院後早期の離床を行っていない

脳卒中治療ガイドライン2015では，急性期リハとして以下の記載があります．「不動・廃用症候群を予防し，早期の日常生活動作（ADL）向上と社会復帰を図るために，十分なリスク管理のもとにできるだけ発症後早期から積極的なリハビリテーションを行うことが強く勧められる（グレードA：行うよう強く勧められる）．その内容には，早期座位・立位，装具を用いた早期歩行訓練，摂食・嚥下訓練，セルフケア訓練などが含まれる」[2]．

横浜市立脳血管医療センターの脳卒中急性期離床基準を表2に示します[1]．この症例では，麻痺等の症状の進行・増悪の停止さえ確認できれば，すみやかに離床を行うべきでした．なおt-PA治療後の離床として，① 心原性脳梗塞では24時間以降の離床開始を原則とする．② 心原性脳梗塞以外についてはMRI再検査による出血・梗塞巣拡大が認められなければ，24

表3 ● ICFによる評価例

健康状態	脳梗塞，高血圧症，脂質異常症
心身機能 身体構造	左片麻痺，構音（障害），嚥下（障害），注意機能（障害），高次認知機能（障害），体重維持機能（障害・るいそう）
活動	歩行（制限），セルフケア（制限），家事（制限）
参加	家庭復帰（制約），旅行（制約）
個人因子	74歳女性，外向的，趣味は旅行と温泉
環境因子	夫と2人暮らし，アパート2階（エレベーターなし），○○（地名）在住，近所に娘家族が在住，要介護認定なし，身体障害者手帳なし

時間以内の積極的な早期離床を進められる，と示唆されています[3]．また，病型分類の診断がつかない場合でも，治療24時間後のMRIで頭蓋内出血の合併がなければ積極的に離床を進めるべきであろうとしています[3]．

PT・OT・STとのディスカッション

　医師のなかには，PT・OT・STとのディスカッションを苦手としている方もいます．その理由として，以下の3つがあげられます．

① PT・OT・STが何をする職種か理解していない
② PT・OT・STとの共通言語（ICF，**表3**）を有していない
③ PT・OT・STとディスカッションすべきポイントを理解していない

　また，PT・OT・STとディスカッションするには，機能訓練室で患者の訓練の様子をみることが重要です．しかし実際には，機能訓練室に行ったことのない医師が少なくありません．

● ディスカッションのポイント

　PT・OT・STとディスカッションすべきポイントは，**機能評価，予後予測，訓練内容の3つです**．リハ科医師が診察で主に行っていることは，ICFによる機能評価，予後予測とゴール設定，リハプラン立案とリハオーダーの3つです．つまり，機能評価，予後予測，訓練内容さえPT・OT・STとディスカッションできれば，リハ科医師が診察で行っていることをある程度カバーできます．予後予測では，SMARTなゴール（Specific，

表4 ● リハに関するコミュニケーションのポイント

① 機能評価	「今の嚥下機能はどうですか．食事の形態をあげられそうですか」 「今の歩行能力はどうですか．転倒のリスクは高いですか」 「高次脳機能障害はありますか」
② 予後予測	「いつ頃経口摂取できるようになりますか．胃瘻造設は必要ですか」 「いつ頃1人で歩けるようになりますか．それとも車椅子がゴールですか」 「1人暮らしの方ですが，ヘルパーなどを導入すれば在宅復帰できそうですか」
③ 訓練内容	「機能訓練室ではどのような訓練を行っていますか」 「この訓練はどのような目的で行っていますか」 「1日にどのくらいの時間，訓練を行っていますか」

Measurable, Achievable, Relevant, Time-bound；第2章17）を設定できるようにディスカッションします．

機能評価，予後予測，訓練内容に関するPT・OT・STへの質問例を**表4**に示します．ただし，機能評価と予後予測に関しては，PT・OT・STに一方的に答えを求めるのではなく，一緒に考える姿勢が重要です．またディスカッションの際，PT・OT・STが医師に声をかけてくれるのを待つのではなく，医師が機能訓練室に行ってPT・OT・STに声をかけることが大切です．

◆ 文献・参考文献

1) 前野 豊：ICU・SCUにおける脳卒中リハビリテーション．ICUとCCU，32：475-480，2008
2) 「脳卒中治療ガイドライン2015」（日本脳卒中学会脳卒中ガイドライン委員会/編），協和企画，2015
   → 2009年版はインターネットで閲覧できる．
   「脳卒中治療ガイドライン2009」（篠原幸人，他/編），協和企画，2010
   http://www.jsts.gr.jp/jss08.html
3) 苧坂直博，他：rt-PA治療の現況と早期離床基準．モダンフィジシャン，34：754-758，2014

〈若林秀隆〉

3 慢性心不全

> **Point**
> - 慢性心不全の患者には，入院当日にリハオーダーもしくはリハ科併診を行います
> - 早期離床で廃用症候群だけでなくせん妄を予防，軽減できる可能性があります
> - PT・OT・STと予後予測について話し合ったうえで，退院先を判断します

はじめに

　本稿では，慢性心不全の急性増悪と肺炎で入院した高齢者のリハを取りあげます．急性心筋梗塞後の心臓リハは，プロトコールがかなり確立されているため，多くの病院で実践できています．一方，慢性心不全の心臓リハは，急性心筋梗塞と比較すると実践が不十分です．リハオーダーのタイミングと内容，および廃用症候群について解説します．

症例呈示：せん妄と重度の廃用症候群を引き起こしてしまった慢性心不全症例

　82歳女性．既往歴：高血圧症，糖尿病，陳旧性心筋梗塞，慢性心不全（EF 30％）．

　入院前は歩行ベースでADLは自立していました．今回，慢性心不全の急性増悪と肺炎のため入院となりました．身長151 cm，体重38 kg，BMI 16.7 kg/m^2．半年前の体重41 kg．両下肢浮腫著明．安静時心拍数112回/分・整，安静時血圧114/56 mmHg，呼吸数20回/分，体温37.3℃．とりあえず禁食，ベッド上安静として，薬物療法（利尿薬増量，強心薬，抗菌薬），水電解質輸液（ソルデム®3号 1,000 mL）で加療しました．入院当日の夜よりせん妄を認めたため，抗精神病薬を使用して四肢体幹の身体抑制を行いました．

　入院10日目，心不全症状と肺炎が改善したため，廃用予防目的で理学療法1単位（20分）の心臓リハ（関節可動域訓練，筋力増強訓練，歩行訓練）

表1 ● ICFによる評価例（入院10日目）

健康状態	慢性心不全急性増悪，肺炎，高血圧症，糖尿病，陳旧性心筋梗塞
心身機能 身体構造	四肢筋力（低下），意識機能（障害・せん妄），体重維持機能（障害・るいそう），嚥下（障害）
活動	歩行（制限），セルフケア（制限），家事（制限）
参加	家庭復帰（制約），買物（制約）
個人因子	82歳女性，内向的，趣味は調理と買物
環境因子	夫と2人暮らし，一軒家（2階建て），○○（地名）在住，要介護2，身体障害者手帳4級（心臓機能障害），ヘルパー週3回訪問

をオーダーしました．しかし，体重は32 kgに減少し，坐位保持さえ困難な状態でした．同日，食事（常食）を開始しましたが，食欲がなく誤嚥を認めるため，ほとんど経口摂取できませんでした．重度の廃用症候群のため，歩行自立と自宅退院は困難と判断して，PT・OT・STのいない療養型病院への転院方針としました．この時点でのICFによる患者の評価例を**表1**に示します．

 症例のポイント

1 リハオーダーが遅すぎる

　入院10日目に心不全症状と肺炎が改善してからリハオーダーをしましたが，この間に廃用症候群が進行して寝たきりとなってしまいました．「心血管疾患におけるリハビリテーションに関するガイドライン（2012年改訂版）」[1]の「急性心不全に対する理学療法・運動療法」の項目では，血行動態が安定し安静時の症状がなければ，静注薬投与中であっても低強度の理学療法・運動療法が可能であり，ベッド上で四肢の屈伸運動や軽い抵抗運動，ベッドサイドでの立位練習やつま先立ち運動などを行うことを推奨しています[1]．今回の症例はもともと要介護2で，安静臥床で容易に廃用症候群に進行することが予測できますので，入院当日にベッドサイドでのリハオーダーを行うべきでした．

　「心血管疾患におけるリハビリテーションに関するガイドライン（2012年改訂版）」[1]における心不全の運動療法の絶対的禁忌を**表2**に示します．ただし，これらに該当したとしても，ベッドサイドでの関節可動域訓練，

表2 ● 心不全の運動療法の禁忌

Ⅰ. 絶対的禁忌	1)	過去1週間以内における心不全の自覚症状（呼吸困難，易疲労性など）の増悪
	2)	不安定狭心症または閾値の低い［平地ゆっくり歩行（2 METs）で誘発される］心筋虚血
	3)	手術適応のある重症弁膜症，特に大動脈弁狭窄症
	4)	重症の左室流出路狭窄（閉塞性肥大型心筋症）
	5)	未治療の運動誘発性重症不整脈（心室細動，持続性心室頻拍）
	6)	活動性の心筋炎
	7)	急性全身性疾患または発熱
	8)	運動療法が禁忌となるその他の疾患（中等症以上の大動脈瘤，重症高血圧，血栓性静脈炎，2週間以内の塞栓症，重篤な他臓器障害など）
Ⅱ. 相対的禁忌	1)	NYHA Ⅳ度または静注強心薬投与中の心不全
	2)	過去1週間以内に体重が2 kg以上増加した心不全
	3)	運動により収縮期血圧が低下する例
	4)	中等症の左室流出路狭窄
	5)	運動誘発性の中等症不整脈（非持続性心室頻拍，頻脈性心房細動など）
	6)	高度房室ブロック
	7)	運動による自覚症状の悪化（疲労，めまい，発汗多量，呼吸困難など）
Ⅲ. 禁忌とならないもの	1)	高齢
	2)	左室駆出率低下
	3)	補助人工心臓（LVAS）装着中の心不全
	4)	植込み型除細動器（ICD）装着例

〔「心血管疾患におけるリハビリテーションに関するガイドライン（2012年改訂版）」http://www.j-circ.or.jp/guideline/pdf/JCS2012_nohara_h.pdf（2016年3月閲覧）より転載〕

ポジショニング，坐位訓練などは，バイタルサインをモニタリングしながら実施できることが多いです．**運動療法禁忌＝リハ禁忌ではない**ことに留意してください．

一方，NYHA Ⅳ度（心疾患を有し，安静時にも心不全症状や狭心症が起きる）または静注強心薬投与中の心不全は，運動療法の相対的禁忌であり絶対的禁忌には含まれていません．「NYHA Ⅳ度に関しては，全身的な運動療法の適応にはならないが，局所的個別的な骨格筋トレーニングの適応となる可能性はある」[1]とあります．また，運動療法の禁忌にならないものとして，① 高齢，② 左室駆出率低下，③ 補助人工心臓（LVAS）装着中の心不全，④ 植込み型除細動器（ICD）装着例があげられています．

人工呼吸器管理開始時からの早期理学療法・作業療法の実施可能性を調べた研究におけるリハ開始の禁忌基準，およびリハ実施中の中止基準を**表3，4**に示します[2]．研究では，人工呼吸器管理から中央値1.5日で理学療

表3● 人工呼吸器装着時の理学療法・作業療法開始の禁忌基準

- A．平均動脈圧65 mmHg未満
- B．心拍数40回/分未満もしくは130回/分以上
- C．呼吸数5回/分未満もしくは40回/分以上
- D．酸素飽和度88％未満
- E．頭蓋内圧上昇
- F．急性の消化管出血
- G．急性の医療処置実施中
- H．最近30分間以上の鎮静を要する興奮
- I．気道確保が不確実

（文献2より引用）

表4● 人工呼吸器装着時の理学療法・作業療法実施中の中止基準

- A．平均動脈圧65 mmHg未満
- B．心拍数40回/分未満もしくは130回/分以上
- C．呼吸数5回/分未満もしくは40回/分以上
- D．酸素飽和度88％未満
- E．人工呼吸器との著明な不調和
- F．非言語合図やジェスチャーによる患者の苦痛，身体面で闘争的
- G．新規の不整脈
- H．心筋虚血の疑い
- I．気道確保が不確実
- J．膝をつく転倒
- K．気管内チューブ抜去

（文献2より引用）

法・作業療法を開始し，実施割合は90％でした．この結果より，重症患者でも適切な評価を行えばリハを導入しても合併症の発生率は低く，入院後早期よりリハを実施可能といえます．

2 リハオーダーの内容が不適切である

理学療法1単位（20分）の心臓リハの内容として，坐位保持が困難な状態ですので，歩行訓練の実施は困難です．ほとんど食事を経口摂取できず水電解質輸液で栄養管理されていますので，筋力改善は困難であり筋力増強訓練の適応はありません．関節可動域訓練，坐位・立位訓練であれば実施可能です．

今回の症例では，摂食嚥下障害を認めるため，嚥下リハも必要です．しかし，心臓リハで言語聴覚療法を実施することは診療報酬上できませんので，摂食機能療法（1回30分，185点）で行います．摂食機能療法を行う職種は病院によって異なり，医科では看護師やSTが実施していることが多いですが，摂食機能療法を算定していない病院もあります．歯科では歯科医師，歯科衛生士も摂食機能療法を算定可能です．歯科に摂食機能療法を依頼する場合には，歯科に併診します．

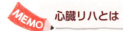

心臓リハとは

心臓リハには持久性トレーニング，レジスタンストレーニングの他に機能改善目的の関節可動域訓練，坐位・立位訓練，呼吸訓練，ADL訓練などが含まれます．栄養管理，心理社会的支援，薬物療法，患者教育も広義の心臓リハに含まれます．そのため，多職種で構成される心不全チームが有用です．

3 入院後早期の離床を行っていない

「心血管疾患におけるリハビリテーションに関するガイドライン（2012年改訂版）」[1]では，急性心不全における心血管疾患リハの意義として以下のように記載されています．「急性心不全における心リハの目的は，① 早期離床により過剰な安静の弊害（身体的・精神的デコンディショニング，褥瘡，肺塞栓など）を防止すること，② 迅速かつ安全な退院と社会復帰へのプランを立案・共有し，実現すること，③ 運動耐容能の向上によりQOLを改善させること，④ 患者教育と疾病管理により心不全再発や再入院を防止することである」[1]．今回の症例では，入院時に日本離床研究会の離床の開始基準項目（**第3章1参照**）に該当しませんでしたので，ベッド上安静とするのは不適切でした．

早期離床を行わないことは，せん妄の一因となります．今回の症例は，せん妄の準備因子（高齢者），身体因子（心不全），誘発因子（入院，ベッド上安静，身体抑制）が揃っていたため，せん妄のリスクが高い状態でした．心不全の早期加療と同時に，ベッド上安静や身体抑制を行わずに早期離床を行えば，せん妄を予防，軽減できた可能性があります．**せん妄は，治療より予防が重要**です．

4 入院後早期の経口摂取を行っていない

入院当日のとりあえず禁食に関しては，賛否両論です．「急性心不全治療ガイドライン（2011年改訂版）」[3]では，急性心不全の食事，栄養摂取として「循環と利尿の安定が得られるまでの栄養摂取を目的とした経口摂取の禁止：クラスⅠ，レベルC」[3]とあります．しかし，**経口摂取を禁止すると，サルコペニアの摂食嚥下障害を医原性につくるリスクが高く**なります．栄養摂取を目的とした入院当日からの経口摂取は，ガイドライン通りに禁止

表5 ● 理学療法のゴール設定

短期ゴール（2週）	車椅子ベースで食事と整容自立，坐位保持自立，十分なリハを実施できる病院に転院
長期ゴール（2カ月）	歩行ベースで家屋内ADL自立，自宅退院

すべきかもしれません．一方，栄養摂取を目的としない経口摂取（例：嚥下リハ目的での1日3回毎食ゼリー1個摂取）を禁止すべきとの記載は，ガイドラインにありません．

循環と利尿の安定の定義と程度によりますが，すべての慢性心不全急性増悪の患者を，入院時禁食にする必要はないと考えます．**栄養摂取を目的としない経口摂取を入院後早期に行えば，摂食嚥下障害やせん妄を予防できた可能性**があります．

5 PT・OT・STのいない療養型病院への転院方針とした

坐位保持が困難な重度の廃用症候群の状態では，夫との2人暮らしへの復帰は容易ではありません．しかし，予後予測はいかがでしょうか．今回の症例では，入院前の歩行とADLが自立していたことより，栄養改善を目標とした栄養管理と心臓リハを併用すれば，ADLの改善を期待できます．**予後予測についてPT・OT・STと話し合うことが必要でした**．入院当初PTは**表5**のようなゴールを設定しており（**第2章17参照**），十分なリハが実施できる病院を想定していたのです．

療養型病院には，PT・OT・STがいるところといないところがあります．少なくとも今回の症例では，PT・OT・STのいる病院への転院が必要です．また，1日2単位以上のリハができる地域包括ケア病棟への転院が望ましいです．急性期病院では医学的に状態が安定した時点で早期に退院，転院を勧めますが，適切な機能評価と予後予測のもとで退院先を判断します．

◆ 文献

1）「心血管疾患におけるリハビリテーションに関するガイドライン（2012年改訂版）」
http://www.j-circ.or.jp/guideline/pdf/JCS2012_nohara_h.pdf（2016年3月閲覧）
2）Pohlman MC, et al：Feasibility of physical and occupational therapy beginning from initiation of mechanical ventilation. Crit Care Med, 38：2089-2094, 2010
3）「急性心不全治療ガイドライン（2011年改訂版）」
http://www.j-circ.or.jp/guideline/pdf/JCS2011_izumi_h.pdf（2016年3月閲覧）

〈若林秀隆〉

第3章 その入院患者さん、リハ必要ですよ

4 慢性閉塞性肺疾患（COPD）

> **Point**
> - COPDの患者には，入院当日にリハオーダーもしくはリハ科併診を行います
> - 入院リハを要するCOPD患者では全員，摂食嚥下機能の評価が必要です
> - 入院早期から呼吸ケアチームや栄養サポートチームに依頼することが有用です

はじめに

　本稿では，慢性閉塞性肺疾患（chronic obstructive pulmonary disease：COPD）の急性増悪で入院して，入院後に誤嚥性肺炎を併発した高齢者のリハを取り上げます．COPDでは呼吸機能障害以外に，摂食嚥下障害，栄養障害，サルコペニア，骨粗鬆症，胃潰瘍，貧血，心不全，低酸素脳症，脳梗塞，うつ病，睡眠障害，高次脳機能障害を合併することがあります．つまり，**COPDは単なる呼吸器疾患ではなく，全身疾患**と考えるべきです．

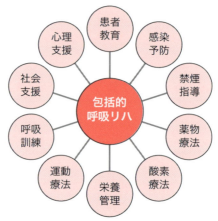

図1 ● COPDに対する包括的呼吸リハ

COPDでは包括的呼吸リハ（図1）の有用性が確立されています．呼吸機能の維持・改善を目標とした呼吸訓練だけでなく，身体機能の維持・改善を目標とした運動療法，栄養管理など多くの項目が包括的呼吸リハに含まれています．しかし，入院患者では包括的呼吸リハの実践が不十分なことが多いです．COPDの入院患者に対する包括的呼吸リハの実践について解説します．

COPD入院加療中の誤嚥性肺炎で摂食嚥下障害が悪化した症例

70歳男性，COPD，在宅酸素療法（鼻腔カニューレ3 L）．入院前は歩行ベースでADL自立し，常食を経口摂取していました．今回，COPDの急性増悪のため入院となりました．入院時の身長157.8 cm，体重49 kg，BMI 19.7 kg/m^2．とりあえずベッド上安静として，酸素療法，薬物療法（抗菌薬）で加療し，食事は常食としました．

入院23日目，呼吸状態は3Lの酸素療法で安定しましたが，歩行困難のため，理学療法1単位（20分）の呼吸リハ（関節可動域訓練，筋力増強訓練，呼吸訓練，歩行訓練）をオーダーしました．この時点でのICFによる患者の評価例を表1に示します．

入院32日目，誤嚥性肺炎を認めたため，とりあえず禁食として抗菌薬と水電解質輸液（ヴィーン®D 500 mL＋ソルデム®3号 1,000 mL）の点滴を行いました．翌日，誤嚥性肺炎が増悪し人工呼吸管理となったため，理学療法を中止して呼吸ケアチームに依頼しました．入院44日目，人工呼吸器を離脱したため，理学療法を再開し言語聴覚療法1単位（20分）を追加し

表1 ● ICFによる評価例（入院23日目）

健康状態	COPD急性増悪，誤嚥性肺炎
心身機能 身体構造	呼吸機能（障害），四肢筋力（低下），摂食嚥下（障害），体重維持機能（障害・るいそう）
活動	歩行（制限），セルフケア（制限）
参加	家庭復帰（制約），外出（制約）
個人因子	70歳男性，内向的，趣味は散歩
環境因子	長男家族と6人暮らし，一軒家，○○（地名）在住，要介護2，身体障害者手帳1級（呼吸機能障害）

ました．入院62日目，嚥下造影検査を行いましたが，嚥下関連筋の筋力低下が著明で経口摂取は困難で，胃瘻造設の適応でした．この時点での体重は38.5 kg，BMI 15.5 kg/m²でした．

入院113日目に自宅退院．屋内歩行は自立しましたが，経口摂取はゼリーを1日1個のみで，胃瘻からの経管栄養で栄養管理しました．その後，外来リハ（理学療法，言語聴覚療法）を継続して退院8カ月後に体重45 kg，BMI 18.1 kg/m²と栄養改善を認め，3食経口摂取が可能となりました．

 症例のポイント

1 リハオーダーが遅すぎる

入院23日目に呼吸状態が安定してからリハオーダーをしましたが，この間に廃用症候群が進行して歩行困難となってしまいました．人工呼吸管理を要しない程度のCOPD急性増悪でしたので，入院当日よりベッドサイドでのリハを実施できる呼吸状態と考えます．入院前は歩行ベースでADLは自立していましたが要介護2であり，廃用症候群に陥るリスクの高い患者です．**入院当日にベッドサイドでの呼吸リハをオーダーして，早期離床を行うべきでした．**

呼吸リハの運動療法は，コンディショニング，持久性トレーニング，レジスタンストレーニング，ADL訓練から構成されます．COPD急性増悪の入院当日は，持久性トレーニングとレジスタンストレーニングの適応はないことが多く，早期離床，コンディショニング，ADLトレーニングを中心に行います．呼吸状態がある程度安定してから，持久性トレーニングとレジスタンストレーニングを追加します．

 呼吸リハの運動療法

①**コンディショニング**：目的は体の状態の維持，改善．ストレッチ，リラクゼーション，呼吸訓練（腹式呼吸，口すぼめ呼吸），排痰法（ハフィング）などを行う（第4章8）．
②**持久性トレーニング**：目的は持久力の維持，改善．最大酸素摂取量の60〜70％の有酸素運動（ウォーキング，エルゴメーターなど）を行う．

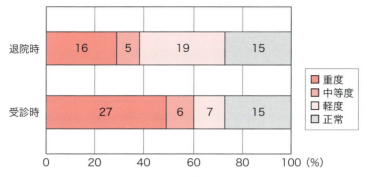

図2 リハ科受診時と退院時の摂食嚥下機能
（文献1より引用）
グラフ内数字は人数を示す．経口摂取のみ（正常＋軽度）の割合は受診時4割，退院時6割にまで改善したが退院時でも4割に補助栄養を要した

③**レジスタンストレーニング**：目的は筋肉量と筋力の維持，改善．腕立て伏せなど自重やトレーニングマシンを用いて行う．
④**ADL訓練**：目的はADLの自立．食事，整容，更衣，排泄，移動，入浴の動作を行う．

2 リハオーダーの内容が不適切である

　今回の症例では，理学療法1単位（20分）の呼吸リハオーダーだけでなく，嚥下リハのオーダーも必要でした．しかし，摂食嚥下障害の存在を見落として理学療法しかオーダーしなかったため，リハオーダーの9日後に誤嚥性肺炎を併発しました．誤嚥性肺炎を併発したために，長期間の入院治療と外来リハを行うことになり，3食経口摂取可能までに約1年かかりました．最初から嚥下リハを行っていれば，誤嚥性肺炎を予防できた可能性が十分にあります．

　リハ科を受診したCOPDの入院患者55人を対象に，診察による摂食嚥下障害の有無を調査したところ，40人（73％）に摂食嚥下障害を認めました（**図2**）[1]．これより，**入院リハを要するCOPD患者では全員，摂食嚥下機能の評価が必要**といえます．COPDの摂食嚥下障害の原因には，呼吸と嚥下反射のタイミングの障害，嚥下関連筋のサルコペニア，胃食道逆流症，食道入口部開大不全，高次脳機能障害があります．高齢のCOPD患者では，

表2 ● COPDの運動療法と栄養療法

体重 (BMI：kg/m^2)	動的体重減少		治療戦略
BMI＜19	体重減少	有	強化栄養療法（経口・経腸） ★補助栄養食品を積極的に利用 運動療法（低負荷）
		無	栄養指導（体重増加を目標） 運動療法（高負荷も可能）
19≦BMI＜22	体重減少	有	栄養指導（体重増加を目標） 運動指導（低負荷）
		無	栄養指導（体重維持を目標） 運動療法（高負荷も可能）
22≦BMI	体重減少	有	栄養指導（標準体重を目標） 運動指導
		無	運動指導

＊動的体重減少有：6カ月に体重の10％，1カ月に体重の5％の体重減少
（文献3より引用）

脳梗塞，Parkinson症候群，認知症などによる摂食嚥下障害を合併することもあります．

今回の症例では，入院時の食事を嚥下調整食ではなく常食としています．とりあえず禁食ではなく入院当日からの早期経口摂取という点ではよいです．しかし，入院前に常食を経口摂取していたという理由だけで，摂食嚥下機能評価を行わずに入院後も常食としたのであれば危険です．**COPDの入院患者では，摂食嚥下機能評価を必ず行いましょう．**

理学療法と同時に作業療法の呼吸リハオーダーを行うことも有用です．COPD患者に対する作業療法では，上肢筋力増強訓練，呼吸訓練，ADL訓練，IADL訓練，心理支援，社会支援などを行います．ただし，呼吸リハを行っているOTは少ないのが現状です．

3 人工呼吸管理のときにリハを中止した

誤嚥性肺炎の翌日に人工呼吸管理となり，理学療法を中止しました．しかし，人工呼吸管理時のリハ開始の禁忌基準に含まれる呼吸関連の項目は，"呼吸数5回/分未満もしくは40回/分以上"，"酸素飽和度88％未満"，"気道確保が不確実"です[2]（**第3章3，表3**）．これらに該当しなければ，人

工呼吸管理となっても理学療法を中止する必要はありません．

呼吸ケアチーム（RCT）は，医師，看護師，臨床工学技士，PT，薬剤師などで人工呼吸管理の標準化や早期離脱を支援するチームです．RCTにはPTが参加していますので，人工呼吸管理中もPTが必要といえます．

4 栄養サポートチームに依頼していない

包括的呼吸リハには，栄養管理が含まれています．人工呼吸管理時にRCTに依頼したのはよいですが，栄養サポートチーム（NST）にも入院後早期から依頼すべきでした．今回の症例では誤嚥性肺炎後の2週間，末梢静脈で水電解質輸液のみの栄養管理でした．その後にSTの評価で重度のサルコペニアの摂食嚥下障害と判断されて，経鼻経管栄養が開始されました．**NST，RCTとも入院早期の依頼が有用**です．

サルコペニアの摂食嚥下障害の原因は，加齢，活動，栄養，疾患です．4週間の不適切な栄養管理が，摂食嚥下障害の一因でした．**入院後早期にNSTに依頼していれば，嚥下しやすい食形態の工夫，末梢静脈栄養でのアミノ酸製剤と脂肪乳剤の使用，早期経管栄養など，より適切な栄養管理が可能**でした．COPDの運動療法と栄養療法の考え方を**表2**に示します[3]．今回の症例はBMI 19 kg/m² 未満で，2カ月間で10.5 kgの体重減少を認めたため，強化栄養療法（経口・経腸）と運動療法（低負荷）の併用となります．補助栄養食品を食事中だけでなく，食間やリハ中に摂取することが有用です．

身体障害者手帳

今回の症例では，患者さんはCOPDにより「身体障害者手帳1級（呼吸機能障害）」をもっていました．身体障害者手帳とは，身体障害者福祉法に定められたもので一定の障害を有する障害者に対して交付されるものです．障害の程度によって，最も重度な1級から軽度な6級まで分類されます．自治体によって同じ等級でも受けられるサービスは多少異なります．呼吸機能障害1級は，呼吸器の機能の障害により自己の身辺のADLが極度に制限されるものです．

身体障害の区分は，**表3**のとおりです．2013年4月1日に障害者の日常生活および社会生活を総合的に支援するための法律（障害者総合支援法）が施行されました．

表3 ● 身体障害の区分

・視覚障害	・腎臓機能障害
・聴覚障害	・呼吸器機能障害
・平衡機能障害	・膀胱・直腸の機能障害
・音声・言語・咀嚼機能の障害	・小腸機能障害
・肢体不自由	・HIVによる免疫機能障害
・心臓機能障害	・肝臓機能障害

◆ 文献・参考文献

1) 若林秀隆：慢性閉塞性肺疾患（COPD）患者への摂食・嚥下リハビリテーションの進め方．エキスパートナース，25（11）：22-26，2009
2) Pohlman MC, et al：Feasibility of physical and occupational therapy beginning from initiation of mechanical ventilation. Crit Care Med, 38：2089-2094, 2010
3) 中石七奈：慢性閉塞性肺疾患．「リハビリテーション栄養ハンドブック」（若林秀隆/編），pp244-247，医歯薬出版，2010

〈若林秀隆〉

5 認知症

Point
- 認知症の主な治療は薬物療法とケアですが，リハも有用です
- 認知症でも入院時からの早期リハ，早期離床，早期経口摂取を行います
- 認知症で拒食の場合，食事場面を観察して拒食の原因を考えることが重要です

はじめに

　本稿では，認知症を伴うParkinson病患者のリハを取りあげます．認知症の主な治療は薬物療法とケアですが，リハも有用です．重度認知症に対する認知症患者リハを，保険診療で行うことができます．これは認知症の行動・心理症状の改善および認知機能や社会生活機能の回復を目的として作業療法，学習訓練療法，運動療法などを組み合わせて個々の症例に応じて行うというものです．ただし，認知症患者リハ料の点数は，認知症に関する専門の病院に入院している患者にしか加算できませんので，認知症患者であれば誰でも対象となるというものではありません．今回の症例は脳血管疾患等リハ料で算定しています．

早期リハによってADLを維持したままで退院できた認知症症例

　85歳女性．15年前にParkinson病，高血圧症と診断．1年前に認知症を伴うParkinson病，抑うつ状態と診断．入院前は歩行ベースでADLほぼ自立で，常食を経口摂取していました．Hoehn-Yahr分類（Parkinson症の重症度分類，**第3章7，表1**）stage Ⅲ．薬物療法はレボドパ/カルビドパ水和物（メネシット®）300 mg/日，抑肝散7.5 g/日，アムロジピンベシル酸塩（ノルバスク®）5 mg/日，エナラプリルマレイン酸塩（レニベース®）5 mg/日，塩酸セルトラリン（ジェイゾロフト®）25 mg/日．介護サービスの利用は家事援助のヘルパー週2回のみ．今回，食思不振，脱水のため入

表1 ● ICFによる評価例（入院当日）

健康状態	認知症を伴うParkinson病，脱水，高血圧症，抑うつ状態
心身機能 身体構造	四肢（麻痺），摂食嚥下（障害），高次脳機能（障害），体重維持機能（障害・るいそう）
活動制限	歩行（制限），セルフケア（制限）
参加制約	家庭復帰（制約），外出（制約）
個人因子	85歳女性，内向的，趣味は調理
環境因子	夫と2人暮らし，一軒家，○○在住，要介護2，身体障害者手帳なし

院となりました．入院時，身長148 cm，体重40 kg，BMI 18.3 kg/m²．健常時体重45 kgでした．

とりあえずベッド上安静としたら寝たきりになる可能性があると考え，安静度は病棟内付添歩行可としました．食事は摂食嚥下機能評価を行ったうえで嚥下調整食（ペースト食）とし，水分は薄いとろみとしました．脱水に対してビーフリード®輸液1日1,500 mLを末梢静脈から投与しました．

入院当日に廃用予防，認知機能維持，ADL維持，嚥下機能改善目的で理学療法1単位（関節可動域訓練，ADL訓練，バランス訓練，歩行訓練），作業療法1単位（上肢機能訓練，ADL訓練，認知訓練），言語聴覚療法1単位（嚥下訓練，構音訓練）のベッドサイドリハをオーダーしました．この時点でのICFによる患者の評価例を**表1**に示します．

脱水改善後の認知機能評価では，HDS-R 20点，MMSE 23点でした．嚥下調整食で誤嚥は認めませんでしたが，拒食のためほとんど経口摂取しませんでした．食事場面を観察したうえで，食事の形態を常食に変更して，食事場所を病室からデイルームに変更しました．その結果，7割程度の経口摂取が可能となりました．入院中にせん妄を認めませんでした．入院10日目に自宅退院．退院時のADLは歩行ベースで自立でした．退院後は，病院での外来リハではなく，介護保険でデイケアに週2回通所することにしました．

 症例のポイント

1 入院当日にリハオーダーをした Good

入院患者に対するリハオーダーは，食思不振と脱水の治療後になりがち

です．しかし，入院前は歩行ベースでADLほぼ自立とはいえ，高齢でParkinson病はHoehn–Yahr分類stage Ⅲですのでフレイル高齢者（第4章12参照）であり，**短期間の安静臥床で容易に寝たきりに陥ることが予測できます**．そのため，**入院時から医学的治療と同時に早期リハを行うことが重要です**．

フレイル（虚弱，frailty）とは，加齢のために身体機能を支える恒常性維持機構の低下により，ストレスに抗う力が低下し健康障害に対する脆弱性が高まった状態です．フレイルでは，少なくともBADLは自立している状態であり，明らかな機能障害がある場合は障害（disability）として区別します．**フレイルの中核要因は，サルコペニアと低栄養**です．

2 入院時にとりあえず安静，禁食にしなかった Good

入院時の安静度を病棟内付添歩行可としたことで，トイレの際などに歩行する機会が少なからずありました．入院生活では安静度を制限しなくても，活動量が少なくなります．**入院時の安静度をベッド上安静やベッド上坐位にするのであれば，その根拠とメリット，デメリットを十分に考慮してください**．

Parkinson病と食思不振，脱水で入院したことより，摂食嚥下障害を認める可能性が高い症例です．この場合，嚥下スクリーニングテストであるフードテスト（食物テスト），改訂水飲みテスト，頸部聴診法，パルスオキシメーターは，入院時に受けもち医が自ら実施すべきです（第3章1参照）．嚥下評価の結果，重度の嚥下障害であるために禁食とするのは適切ですが，**嚥下評価を行わずにとりあえず禁食にすると，サルコペニアの摂食嚥下障害を医原性に悪化させることになります**．また，脱水改善とともに嚥下機能が改善することもありますので，入院時だけでなく脱水改善時に嚥下機能を再評価することが重要です．

3 リハオーダーの内容が適切である Good

今回の症例では，認知機能評価と訓練目的で作業療法をオーダーしています．認知症に対する認知リハのコクランレビューでは，軽・中度の認知症の場合，リハ終了時から1〜3カ月後まで認知機能の改善が持続しました[1]．QOL，コミュニケーション，社会交流も改善しましたが，気分，ADL，問題行動は不変でした[1]．認知症の行動障害と抑うつに対する作業療法（感

覚刺激，環境調整，機能的なタスク活動）のメタ解析では，感覚刺激は行動障害の改善に有用でした[2]．**認知リハのエビデンスが十分とはいえませんが，認知症患者には認知リハを行うべきです**．

一方，認知症に対する運動療法のコクランレビューでは，認知機能とADLが改善する可能性がありますが，研究間の異質性が大きいため解釈には留意が必要とされています[3]．認知症高齢者に対する運動療法の系統的レビューでは，質が高い〜中等度の9論文中8論文で歩行能力や身体機能が改善しました[4]．これらより，**認知症患者には運動療法を行うべきで，少なくとも身体機能の改善を期待できます．1日30分以上の歩行が有用な可能性があります**．ただし，運動療法で認知機能が改善するかどうかは，さらなる研究が必要です．

4 認知症の拒食に対応した Good

認知症患者では，拒食を認めることが多いです．摂食嚥下リハで最も難渋するのは，嚥下の5期モデルのうち咽頭期の問題ではなく認知期の問題です．認知症で拒食の場合，食事場面を観察してなぜ食べないのかを本人の目線で考えることが重要です．

最初に食べはじめることができるかと，食べ続けることができるかを評価します．食べはじめることができない場合には，食べ物を認識できていない，料理の品数が多すぎてどれを食べてよいかわからない，食事の時間だと判断できない，食事動作ができないなどが考えられます．この場合，黒い食器にごはんを入れる（色のコントラストをつけて食事だと認識できるようにする），香りの強い食事にする，一品ずつ食事を出す，おにぎりのように道具を使わずに食べられる食事にするなどで対応します．

一方，食べ続けることができない場合には，食事の好みがあわない，食事に集中できない，飲み込みにくい食事である，尿意や便意が強い，睡眠不足や疲れがあるなどが考えられます．この場合，好みの食事を確認する，食事に集中できる環境をつくる，飲み込みやすい食事にする，食事前にトイレに行く，生活リズムを整えるなどで対応します．

今回の症例は，食事場面を観察した結果，"ペースト食を食べ続けることができない"と判断しました．そこで食事の形態を常食に，食事場所を食事中に人の目が行き届くデイルームに変更したところ，経口摂取するようになりました．ペースト食は，見た目も味も匂いも常食に劣ります．嚥

表2 ● 介護保険の特定疾患

1. がん末期（医師が一般に認められている医学的知見に基づき回復の見込みがない状態に至ったと判断したものに限定）
2. 関節リウマチ
3. 筋萎縮性側索硬化症
4. 後縦靱帯骨化症
5. 骨折を伴う骨粗鬆症
6. 初老期における認知症
7. 進行性核上性麻痺，大脳皮質基底核変性症およびParkinson病（Parkinson病関連疾患）
8. 脊髄小脳変性症
9. 脊柱管狭窄症
10. 早老症
11. 多系統萎縮症
12. 糖尿病性神経障害，糖尿病性腎症および糖尿病性網膜症
13. 脳血管疾患
14. 閉塞性動脈硬化症
15. 慢性閉塞性肺疾患
16. 両側の膝関節または股関節に著しい変形を伴う変形性関節症

（文献5より引用）

下しやすい食形態であることは確かですが，食欲をそそる食形態ではなく食事のQOLが低下します．そのため，嚥下機能を改善させて，なるべく常食に近い食形態に変更することが重要です．今回は，脱水改善とともに嚥下機能が改善したため，常食で誤嚥なく経口摂取が可能でした．

5 退院後にデイケアを導入した Good

認知症に対するリハは，**入院期間中だけでなく在宅でも継続**することが重要です．病院での外来リハで行うことも可能ですが，今回は介護保険適用のデイケアで行うことにしました．ちなみにデイケアとデイサービスは違います．**デイケアは通所リハ**で，**デイサービスは通所介護**です．デイサービスは介護ですので，リハよりも入浴サービス，家族の介護負担の軽減が主な目的となります．デイケアは通所リハですので，理学療法，作業療法，言語聴覚療法などの実施が可能で，機能維持や機能改善が主な目的となります．

介護保険は原則として65歳以上で介護を要する高齢者が対象ですが，**表2**の特定疾患で介護を要する状態であれば40〜64歳でも要介護認定が可能です．初老期における認知症も含まれています．介護保険で受けられるサービスを**表3**に示します．居宅療養管理指導では管理栄養士による訪問栄養指導が月2回まで可能です．医師，歯科医師，薬剤師，歯科衛生士も実施可能です．

表3 ● 介護保険で受けられるサービス

1. 在宅サービス	① 訪問介護・介護予防訪問介護
	② 訪問入浴介護・介護予防訪問入浴介護
	③ 訪問看護・介護予防訪問看護
	④ 訪問リハ・介護予防訪問リハ
	⑤ 居宅療養管理指導・介護予防居宅療養管理指導
	⑥ 通所介護・介護予防通所介護・療養通所介護（デイサービス）
	⑦ 通所リハ・介護予防通所リハ（デイケア）
	⑧ 短期入所生活介護・介護予防短期入所生活介護（ショートステイ）
	⑨ 短期入所療養介護・介護予防短期入所療養介護（ショートステイ）
	⑩ 特定施設入居者生活介護・介護予防特定施設入居者生活介護
	⑪ 福祉用具貸与・介護予防福祉用具貸与
	⑫ 特定福祉用具購入・特定介護予防福祉用具購入
	⑬ 看護小規模多機能型居宅介護
	⑭ 住宅改修費・介護予防住宅改修費
2. 地域密着型サービス	① 定期巡回・随時対応型訪問介護看護
	② 夜間対応型訪問介護
	③ 認知症対応型通所介護・介護予防認知症対応型通所介護
	④ 小規模多機能型居宅介護・介護予防小規模多機能型居宅介護
	⑤ 認知症対応型共同生活介護・介護予防認知症対応型共同生活介護（グループホーム）
	⑥ 地域密着型通所介護
	⑦ 地域密着型特定施設入居者生活介護
	⑧ 地域密着型介護老人福祉施設入所者生活介護
3. 施設サービス	① 介護老人福祉施設
	② 介護老人保健施設
	③ 介護療養型医療施設

◆ 文献・参考文献

1）Woods B, et al：Cognitive stimulation to improve cognitive functioning in people with dementia. Cochrane Database Syst Rev, 2：CD005562, 2012
2）Kim SY, et al：A systematic review of the effects of occupational therapy for persons with dementia：a meta-analysis of randomized controlled trials. NeuroRehabilitation, 31：107-115, 2012
3）Forbes D, et al：Exercise programs for people with dementia. Cochrane Database Syst Rev, 12：CD006489, 2013
4）Pitkälä K, et al：Efficacy of physical exercise intervention on mobility and physical functioning in older people with dementia：a systematic review. Exp Gerontol, 48：85-93, 2013
5）若林秀隆：身体障害者手帳・介護保険．「リハビリテーション栄養ハンドブック」（若林秀隆/編），pp23-25, 医歯薬出版，2010

〈若林秀隆〉

第3章 その入院患者さん、リハ必要ですよ

6 がん周術期

Point
- 待機手術でADL，身体機能，栄養状態に問題がある高齢者には，プレハビリテーションを行います
- 周術期では早期離床・運動，早期経口摂取を含めたERASという集学的リハプログラムを行います
- ICUでも入室時から早期リハを行うことが重要です

 はじめに

　本稿では，がん周術期のリハについて解説します．**がん周術期のリハは，術前に身体機能を強化するプレハビリテーション（prehabilitation）と，術後の早期離床，運動，リハに分類できます**．入院中に行う術後の早期離床は原則として，手術当日もしくは翌日から開始します．エビデンスと臨床現場にギャップの多い領域であり，リハが必要にもかかわらず，行われていないことも少なくありません．

 周術期リハによって食道がん術後もADLを保つことができた症例

　74歳男性，食道がん．もともと歩行ベースでADL自立，常食経口摂取可能．既往歴は高血圧症．2カ月前に食道がん（T3N2M0，stage Ⅲ，中分化の扁平上皮がん）と診断されました．外来でリハ科に併診して，中負荷の持久性トレーニングおよび全身と嚥下筋のレジスタンストレーニング（嚥下おでこ体操：額に手を当てて抵抗を加え，おへそをのぞきこむように強く下を向く）の自主訓練指導，レジスタンストレーニング直後の栄養剤摂取指導（ペムパル® アクティブ1日2本）を行いました．入院日（手術前日）に理学療法1単位（関節可動域訓練，呼吸訓練，坐位・立位訓練，歩行訓練，ADL訓練）のベッドサイドリハをオーダーしました．

　入院翌日，HALS（hand-assisted laparoscopic surgery，用手補助下

表1 ● ICFによる評価例（入院翌日）

健康状態	食道がん術後，高血圧症
心身機能 身体構造	摂食嚥下（障害），呼吸機能（障害），意識（障害），体重維持機能（障害，るいそう）
活動制限	歩行（制限），セルフケア（制限）
参加制約	家庭復帰（制約），ゴルフ（制約）
個人因子	74歳男性，外向的，趣味はゴルフ
環境因子	妻，長女と3人暮らし，一軒家，○○（地名）在住，介護認定なし，身体障害者手帳なし

腹腔鏡手術）＋VATS（video assisted thoracoscopic surgery，ビデオ補助胸腔鏡手術），食道切除，胃管，胸腔内吻合，腸瘻造設を施行されました．術後，鎮静・気管挿管下でICUに入室しました．手術翌日に鎮静中止，抜管し，一般病棟に転棟．転棟時のICFによる患者の評価例を**表1**に示します．ベッドサイド理学療法で坐位・立位訓練，歩行訓練を開始して，1日5,000歩以上の歩行を目標としました．術後3日目に言語聴覚療法1単位（嚥下機能評価，訓練）を追加でオーダーしました．STの評価で明らかな嚥下障害を認めず，半固形化食から開始して常食に移行しました．術後14日目に自宅退院．退院時のADLは歩行ベースで自立でしたが，栄養管理は経口摂取と腸瘻からの経管栄養の併用でした．

 症例のポイント

1 術前にプレハビリテーションを指導した Good

プレハビリテーションとは，術前に身体機能を強化することで術後の合併症予防，身体的活動性の早期自立，早期退院をめざす介入です．ADL，身体機能，栄養状態に問題がある高齢者には，運動療法，栄養療法，不安軽減を含めた包括的なプレハビリテーションが有用な可能性があります．例えばレジスタンストレーニングであれば，手術6週前から週2回実施し，運動実施直後にタンパク質10g，糖質7g，脂質3gの栄養剤を摂取します[1]．レジスタンストレーニングの目安は，負荷強度：最大負荷量（1RM）の50〜80％，回数：1セットにつき8〜12回，セット数：2〜3セット，頻度：週2〜3回で，主に下肢・体幹の筋肉に行います．一方，持久性ト

表2 ● がん患者リハビリテーション料の対象患者

入院中のがん患者であって，以下のいずれかに該当する者をいい，医師が個別にがん患者リハビリテーションが必要であると認める者である．
ア　食道がん，肺がん，縦隔腫瘍，胃がん，肝臓がん，胆嚢がん，膵臓がんまたは大腸がんと診断され，当該入院中に閉鎖循環式全身麻酔によりがんの治療のための手術が行われる予定の患者または行われた患者
イ　舌がん，口腔がん，咽頭がん，喉頭がん，その他頸部リンパ節郭清を必要とするがんにより入院し，当該入院中に放射線治療もしくは閉鎖循環式全身麻酔による手術が行われる予定の患者または行われた患者
ウ　乳がんにより入院し，当該入院中にリンパ節郭清を伴う乳房切除術が行われる予定の患者または行われた患者で，術後に肩関節の運動障害等を起こす可能性がある患者
エ　骨軟部腫瘍またはがんの骨転移に対して，当該入院中に患肢温存術もしくは切断術，創外固定もしくはピン固定等の固定術，化学療法または放射線治療が行われる予定の患者または行われた患者
オ　原発性脳腫瘍または転移性脳腫瘍の患者であって，当該入院中に手術もしくは放射線治療が行われる予定の患者または行われた患者
カ　血液腫瘍により，当該入院中に化学療法もしくは造血幹細胞移植が行われる予定の患者または行われた患者
キ　当該入院中に骨髄抑制をきたしうる化学療法が行われる予定の患者または行われた患者
ク　在宅において緩和ケア主体で治療を行っている進行がんまたは末期がんの患者であって，症状増悪のため一時的に入院加療を行っており，在宅復帰を目的としたリハビリテーションが必要な患者

(平成28年度診療報酬より引用)

レーニングであれば，手術3カ月前から週3回，1回20〜45分実施し，運動実施3時間前に糖質140 gを摂取します[1]．ただし，診断から手術までの期間が短い場合や緊急手術の場合には，プレハビリテーションの実施は困難です．

　がん患者リハビリテーション料の対象となる患者を**表2**に示します．多くのがんで算定可能ですが，入院中のがん患者のみ対象となっています．そのため，外来でのプレハビリテーションは，自主トレーニング指導のみ行うことが多いです．一方，何らかの事情で入院から手術までの期間が長い場合には，入院当日から手術前日まで理学療法・作業療法・言語聴覚療法でプレハビリテーションを行います．

2 入院時に術後のリハオーダーをした Good

　がん周術期の場合，手術の2日前から当日に入院となることが多いです．また，リハオーダーした当日ではなく，翌日から理学療法・作業療法・言語聴覚療法が開始となる病院が少なくありません．そのため，入院当日にリハオーダーをしないと，手術当日もしくは翌日に理学療法・作業療法・言語聴覚療法を開始できない場合があります．**術後に感染症や縫合不全を合併して長期臥床，廃用症候群となってからリハオーダーするのでは遅い**です．

　術後の経過が順調な場合には，入院中でも理学療法・作業療法・言語聴覚療法を終了して，自主トレーニングのみとすることがあります．特に大学病院では急性期の民間病院と比較してPT・OT・STの人数が少ないため，リハを必要とするすべての入院患者に十分な理学療法・作業療法・言語聴覚療法を行うことが困難です．

3 早期離床・運動，早期経口摂取を行った Good

　周術期ではERAS（enhanced recovery after surgery）に含まれる項目を実施する施設が増えつつあります．ERASとは，手術後の回復促進に役立つ各種ケアをエビデンスに基づき統合的に導入して，安全性と回復促進効果を強化した集学的リハプログラムです（図1）[2,3]．ヨーロッパで開発され，術前，術中，術後にリハも含めて多方面から介入します．当初は結腸開腹切除術を対象に作成され，現在では多くの術式が対象となっています．大腸がん手術のERASの系統的レビューでは，ERAS群で合併症が有意に少なく，入院期間が約3日間短いという結果でした[4]．

　一方，日本外科代謝栄養学会による臨床的成果を目的としたプロジェクトとして，ESSENSE（ESsential Strategy for Early Normalization after Surgery with patient's Excellent satisfaction）があります[5]．こちらは**生体侵襲反応の軽減，身体活動性の早期自立，栄養摂取の早期自立，周術期不安軽減と回復意欲の励起**の4つを基本理念としています（図2）．各病院で可能な項目から導入していくことが有用と考えます．

　術後の早期離床・運動に関するエビデンスは少ないですが，**周術期ケアのなかに早期離床・運動を含むことは強く推奨**されています．待機的結腸手術のガイドライン[6]では，長期の安静臥床は肺炎，インスリン抵抗性，筋力低下のリスクを増加させるため，患者は運動すべきとされています．

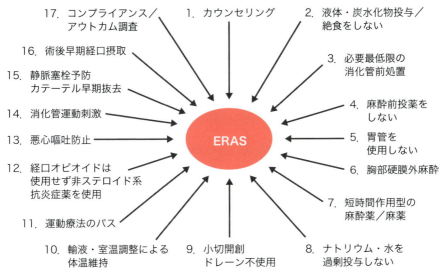

図1 ● ERASプロトコールの実際
(文献3より引用)

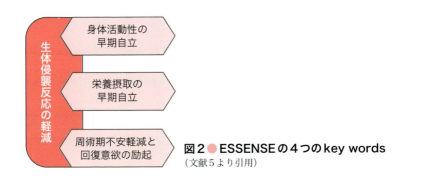

図2 ● ESSENSEの4つのkey words
(文献5より引用)

エビデンスレベルはLow（探索的データ，弱い効果）で，推奨度はStrongです．待機的直腸・骨盤手術のガイドライン[7]でも，エビデンスレベルはLowで，推奨度はStrongです．患者は自立と運動を促進する環境下で治療されるべきであり，手術当日に2時間の離床，手術翌日から6時間の離床をすすめるケアプランが推奨されています．膵頭十二指腸切除術のガイドライン[8]では，患者は術後翌日の朝から積極的に運動すべきであり，1日ごとの目標運動量を達成できるよう促進すべきとされています．エビデンスレベルはVery lowと最も低いですが，推奨度はStrongです．

食道がん術後の経口摂取は，術後7日目に開始される病院が多いです．しかしなかには，術後1〜3日目に経口摂取を開始する病院もあり，ばらつきが大きいのが現状です．術後7日目に経口摂取を開始すべきというエビデンスはありません．嚥下機能を評価したうえで経口摂取が可能であれば，より早期から経口摂取を開始することが望ましいです．ただし，食事摂取量は不十分なことが多いため，経管栄養もしくは静脈栄養との併用が必要です．

ICUでのリハプログラム

がん周術期では，感染症や縫合不全を合併してICU在室期間が長くなることがあります．この場合，ICU入室時からリハを行います．人工呼吸器管理患者に対するリハの安全性と有効性を検証した研究では，リハ内容を4つの時期に分けています[9]．

① **意識障害（指示が入らない）の時期**は，5セット1回，1日3回の他動的関節可動域訓練と，2時間おきの体位変換のみを実施します
② **指示がある程度入るようになった時期**は，関節可動域訓練を他動的から自動介助的，自動的に変更して，1回20分以上，1日3回のベッド上坐位訓練を開始します
③ **上腕二頭筋のMMT（徒手筋力テスト：第2章10）が3以上となった時期**は，端坐位訓練を追加します
④ **大腿四頭筋のMMTが3以上となった時期**は，さらに1日20分以上，ベッドからの移乗訓練，坐位バランス訓練，可能であれば立位訓練，歩行訓練を追加します

ICU患者では，呼吸リハも重要です．呼吸リハでは，ポジショニング，気道クリアランス，頸部・胸郭の可動域維持，呼吸法（口すぼめ呼吸，深呼吸，腹式呼吸など：第4章9）などを行います．口腔の衛生や保湿も重要です．ポジショニングは，換気血流比の改善，機能的残気量の拡大，換気仕事量の減少，横隔膜運動の改善などによる酸素化の改善を目的に，側臥位，腹臥位，起坐位などを行います[10]．ICU患者の多くは侵襲の異化期であり，レジスタンストレーニングの適応はありません．しかし，同化期に移行して栄養管理が適切であれば，レジスタンストレーニングを実施できます（**第3章10**）．

◆ 文献・参考文献

1) Killewich LA : Strategies to minimize postoperative deconditioning in elderly surgical patients. J Am Coll Surg, 203 : 735-745, 2006
2) 谷口英喜：ERASプロトコール．「リハビリテーション栄養ハンドブック」（若林秀隆/編），pp145-148，医歯薬出版，2010
3) Fearon KC, et al : Enhanced recovery after surgery : a consensus review of clinical care for patients undergoing colonic resections. Clin Nutr, 24 : 466-477, 2005
4) Spanjersberg WR, et al : Fast track surgery versus conventional recovery strategies for colorectal surgery. Cochrane Database Syst Rev, 16 : CD007635, 2011
5) 日本外科代謝栄養学会ホームページ：術後回復促進のESSENSEとは？
http://www.jsmmn.jp/essense/index.html
6) Gustafsson UO, et al : Guidelines for perioperative care in elective colonic surgery : Enhanced Recovery After Surgery（ERAS® Society recommendations）. Clin Nutr, 31 : 783-800, 2012
7) Nygren J, et al : Guidelines for perioperative care in elective rectal/pelvic surgery : Enhanced Recovery After Surgery（ERAS® Society recommendations）. Clin Nutr, 31 : 801-816, 2012
8) Lassen K, et al : Guidelines for perioperative care for pancreaticoduodenectomy : Enhanced Recovery After Surgery（ERAS® Society recommendations）. Clin Nutr, 31 : 817-830, 2012
9) Morris PE, et al : Early intensive care unit mobility therapy in the treatment of acute respiratory failure. Crit Care Med, 36 : 2238-2243, 2008
10) 片岡竹弘：ICUにおける急性期呼吸リハビリテーションの考え方．呼吸器ケア，9：16-23，2011

〈若林秀隆〉

7 Parkinson病

> **Point**
> - Parkinson病では薬物療法の継続が最も重要ですが，リハも有用です
> - 入院当日に少なくとも理学療法のリハオーダーを行います
> - 低栄養やサルコペニアの場合には，栄養改善が機能や活動の改善につながります

はじめに

　本稿では，認知症のないParkinson病患者のリハを取りあげます．Parkinson病の主な治療はL-ドパやドパミンアゴニストなどの薬物療法と深部脳刺激療法などの手術療法ですが，リハも有用です．コクランレビューではエビデンスが不十分ですが，理学療法[1]，トレッドミル訓練[2]，言語療法[3]が有用という報告があります．音楽に基づいた運動療法[4]やダンス[5]の有用性に関するメタ解析もあります．また**ほとんどの神経筋疾患では，機能維持もしくは機能改善目的でのリハオーダーが必要です**．

症例呈示　早期リハによって意識回復後にADLがすみやかに回復した症例

　82歳男性．16年前にParkinson病と診断．入院前は介助があれば歩行可能でBADLの一部は要介助でしたが，常食を経口摂取していました．Hoehn-Yahr分類（表1）stage Ⅳ．薬物療法はレボドパ/カルビドパ水和物配合（メネシット®配合錠）300 mg/日，カベルゴリン（カバサール®）1 mg/日．介護サービスの利用はヘルパー週2回，デイサービス週2回でした．今回，意識障害（JCS 30）と誤嚥性肺炎のため入院となりました．入院時は身長160 cm，体重40 kg，BMI 15.6 kg/m²，健常時体重52 kgでした．

　JCS 30のためベッド上安静，禁食としました．ビーフリード®1日1,500 mLと20％イントラリポス®（脂肪乳剤）1日100 mLを末梢静脈から投与

表1 ● Hoehn-Yahr 分類

stage Ⅰ	一側のみに症状を認める
stage Ⅱ	両側に症状を認めるが，バランスの障害は認めない
stage Ⅲ	歩行障害や姿勢保持障害を認める
stage Ⅳ	歩行は介助なしで可能であるが，他のADLには一部介助を要する
stage Ⅴ	すべてのADLに介助を要し，寝たきりである

（文献6より引用）

表2 ● ICFによる評価例（入院当日）

健康状態	Parkinson病，誤嚥性肺炎
心身機能 身体構造	意識（障害，JCS 30），四肢（麻痺），摂食嚥下（障害），構音（障害），体重維持機能（障害・るいそう）
活動制限	歩行（制限），セルフケア（制限）
参加制約	家庭復帰（制約），外出（制約）
個人因子	82歳男性，内向的，趣味はテレビでのスポーツ観戦
環境因子	妻と2人暮らし，一軒家，○○（地名）在住，要介護3，身体障害者手帳3級

しました．薬剤は経鼻経管チューブを挿入して投与しました．

入院当日に廃用予防，機能維持目的で理学療法1単位（関節可動域訓練，坐位訓練，呼吸訓練）のベッドサイドリハをオーダーしました．この時点でのICFによる患者の評価例を**表2**に示します．

脱水改善と薬剤投与のため，入院3日目に意識障害が改善してJCS1～2となりました．そのため，安静度を車椅子坐位可に変更しました．摂食嚥下機能を評価したところ，準備期，口腔期，咽頭期に障害を認めました．しかし，摂食嚥下障害の程度は軽中度でゼリーの経口摂取は可能であったため，ゼリー食を開始しました．機能改善目的で作業療法1単位（上肢機能訓練，ADL訓練，認知訓練），言語聴覚療法1単位（嚥下訓練，構音訓練）のベッドサイドリハを追加しました．理学療法ではバランス訓練，ストレッチ，歩行訓練も行うことにしました．すくみ足，小刻み歩行を認めたため，病室の床にビニールテープで30 cm間隔のはしご状のしるしをつけて，そこをまたいで歩くようにしました．

入院6日目に経鼻経管チューブを自己抜去しました．この時点でペースト

食の経口摂取が可能であったため，薬剤の内服も可能と判断し，経鼻経管チューブを再留置しませんでした．

　入院11日目に管理栄養士による退院前栄養指導を行いました．この時点で常食の経口摂取が可能でしたが，栄養改善が必要なためエネルギー必要量を1日2,000 kcalと設定しました．入院12日目に自宅退院．退院時のADLは軽介助で歩行可能でした．退院後は，週2回のデイサービスを継続し，3カ月後には家屋内歩行自立，体重44 kgとなりました．

 症例のポイント

1 入院当日にリハオーダーをした Good

　意識障害患者に対するリハオーダーは，意識障害の改善後になりがちです．しかし，入院前から介助歩行でParkinson病のHoehn-Yahr分類stage Ⅳの障害者であり，**短期間の安静臥床で寝たきり，ADL全介助に陥ることが予測できます**．そのため，**意識障害があっても入院時から医学的治療と同時に早期理学療法を行うことが重要**です．

2 意識改善後すみやかに作業療法・言語聴覚療法を追加した Good

　JCSが20～300であれば，理学療法のみのリハオーダーで構いません．病院によっては重度意識障害でも，作業療法をオーダーすることがあります．一方，JCSが1～10であれば，作業療法，言語聴覚療法のリハオーダーも必要です．早期リハや早期離床を進めることで，意識レベルの改善を認めることは少なくありません．**JCS 1～10の場合，意識障害が回復しないから安静臥床ではなく，安静臥床にするから意識障害と考えます．**

　言語聴覚療法の構音訓練では，下顎・口唇・頬・舌のストレッチや運動を行います．そのうえで「パ」「タ」「カ」などの単音からはじめて，言葉や文章など連続した音の発声訓練を行います．軟口蓋挙上装置や舌接触補助床といった補綴装置で，構音障害や嚥下障害が改善することがあります．補綴装置の作製は歯科に依頼しますが，補綴が専門の歯科医師でないと適切な補綴装置の作製は困難かもしれません．構音障害が重度で発話ではほとんど聞き取れない場合には，メモ帳，絵カード，身振り，コミュニケーション機器などを用います．

　Parkinson病の摂食嚥下障害における5つの過程の障害例を**表3**に示し

表3 ● Parkinson病の摂食嚥下障害

認知期	・食べることを拒否する ・口の中に食物がたくさん入っていても，さらに食物をいれる ・抑うつ状態で食欲がない ・無動，固縮，振戦のために食事動作が難しい
準備期	・食物や唾液が口唇からこぼれる ・食物をうまく噛めない ・口を開かない ・口を閉じない ・唾液の分泌が少ない ・口や舌に不随意運動（オーラルディスキネジア）を認める
口腔期	・食塊を咽頭に送り込むことができない ・食塊がずっと口の中に残る
咽頭期	・嚥下反射がなかなか起こらない ・咽頭に食塊が残留する ・誤嚥してむせる ・誤嚥してもむせず，声や呼吸の状態が変わる ・食道入口部が開かない
食道期	・食塊や胃液が胃から食道，咽頭に逆流して，吐気，嘔吐を認める ・食塊が食道に残留する

ます．Parkinson病の摂食嚥下障害では，認知期（先行期），準備期，口腔期，咽頭期，食道期のすべてに障害を認めることがあります．

3 入院当日に薬剤を投与した Good

　意識障害や誤嚥性肺炎で入院するParkinson病患者では，入院数日前からParkinson病治療薬を内服できていないことがあります．**Parkinson病治療薬をきちんと内服できないと，無動，固縮，振戦，姿勢反射障害が悪化して，機能障害や活動制限につながります．**

　禁食で末梢静脈のみで栄養管理される場合，薬剤投与は中止されがちです．中止しても支障がない薬剤であれば構いませんが，Parkinson病治療薬の中止は問題です．本症例では入院当日から経鼻経管チューブで薬剤を投与したことで意識障害が改善して，早期自宅退院となりました．Parkinson病のリハは重要ですが，適切な薬物治療という土台がなければ十分な効果を期待できません．

4 退院前栄養指導を行った Good

　Parkinson病の低栄養に関する系統的レビューでは，低栄養の割合は0～24％，低栄養のリスクありの割合は3～60％でした[7]．Parkinson病では，振戦や固縮の存在でエネルギー消費量が増大する一方，摂食嚥下障害でエネルギー摂取量が低下しやすいため，数カ月で10 kgといった急激な体重減少を認めることがあります．

　本症例では低栄養やサルコペニアが，機能障害や活動制限の一因となっていました．しかし，急性期病院入院中の2週間で栄養改善させることは困難です．そのため，退院後の栄養改善を目標として，退院前栄養指導を行いました．デイサービスの継続と栄養改善の結果，家屋内歩行が自立しました．退院後の生活を考えたリハと栄養管理が重要です．

進行性の神経筋疾患のリハ

　筋萎縮性側索硬化症や脊髄小脳変性症といった進行性の神経筋疾患でも，リハは重要です．コクランレビューでは，筋萎縮性側索硬化症や運動ニューロン疾患に対する運動の有用性は不明です[8]．一方，筋萎縮性側索硬化症に対する作業療法の効果をみた系統的レビューでは，自宅でのストレッチやレジスタンストレーニングで機能改善したという中等度のエビデンスがあります[9]．これは廃用性筋萎縮の予防や改善によるものかもしれません．

　作業療法には，電動車いす使用，地域での交流，自助具使用に関する限定的なエビデンスもあります[9]．筋力低下など機能障害の改善は困難でも，補装具，福祉用具，コミュニケーション機器，住宅改修などで活動制限，参加制約，介護負担を軽減することが可能です．要介護認定や身体障害者手帳（肢体不自由）がある場合には，これらの制度で福祉用具の導入や住宅改修に補助が出ます．このような制度については，医療ソーシャルワーカー（MSW）に相談すると教えてもらえます．

◆ 文献・参考文献

1）Tomlinson CL, et al：Physiotherapy versus placebo or no intervention in Parkinson's disease. Cochrane Database Syst Rev, 9：CD002817, 2013
2）Mehrholz J, et al：Treadmill training for patients with Parkinson's disease. Cochrane Database Syst Rev, 1：CD007830, 2010
3）Herd CP, et al：Speech and language therapy versus placebo or no intervention for speech problems in Parkinson's disease. Cochrane Database Syst Rev, 8：CD002812, 2012

4) de Dreu MJ, et al : Rehabilitation, exercise therapy and music in patients with Parkinson's disease: a meta-analysis of the effects of music-based movement therapy on walking ability, balance and quality of life. Parkinsonism Relat Disord, 18 Suppl 1 : S114-S119, 2012
5) Shanahan J, et al : Dance for people with Parkinson disease: what is the evidence telling us? Arch Phys Med Rehabil, 96 : 141-153, 2015
6) Hoehn MM & Yahr MD : Parkinsonism : onset, progression and mortality. Neurology, 17 : 427-442, 1967
7) Sheard JM, et al : Prevalence of malnutrition in Parkinson's disease: a systematic review. Nutr Rev, 69 : 520-532, 2011
8) Dal Bello-Haas V & Florence JM : Therapeutic exercise for people with amyotrophic lateral sclerosis or motor neuron disease. Cochrane Database Syst Rev, 5 : CD005229, 2013
9) Arbesman M & Sheard K : Systematic review of the effectiveness of occupational therapy-related interventions for people with amyotrophic lateral sclerosis. Am J Occup Ther, 68 : 20-26, 2014

〈若林秀隆〉

第3章 その入院患者さん、リハ必要ですよ

8 慢性腎不全（透析含む）

> **Point**
> - 慢性腎不全の患者には、入院当日にリハオーダーもしくはリハ科併診を行います
> - サルコペニアとprotein energy wasting（PEW）の存在を疑います
> - 血清クレアチニン値は、腎機能と全身筋肉量の指標でもあることを考慮します

はじめに

　本稿では、糖尿病性腎症で人工透析を行っている高齢者が急性腎盂腎炎で入院した後の腎臓リハを取りあげます。腎臓リハとは、「腎疾患や透析医療に基づく身体的・精神的影響を軽減させ、症状を調整し、生命予後を改善し、心理社会的ならびに職業的な状況を改善させることを目的として、運動療法、食事療法と水分管理、薬物療法、教育、精神・心理的サポートなどを行う、長期にわたり包括的なプログラム」と定義されます[1]。

　成人の慢性腎臓病（chronic kidney disease：CKD）に対する運動療法の系統的レビューとメタ解析では、持久力、筋力、歩行能力、心機能、健康関連QOLの有意な改善を認めています[2, 3]。また透析中の運動療法は、透析量、最大酸素消費量、身体的QOLを有意に改善し、安全という系統的レビューとメタ解析もあります[4]。しかし入院患者では、腎臓リハが保険診療に含まれていないこともあり、エビデンスと診療のギャップが大きいです。ここでは透析患者に対する腎臓リハの実践について解説します。

症例呈示　「とりあえず安静」として歩行困難になった人工透析の症例

　74歳女性、糖尿病性腎症、糖尿病、両変形性膝関節症。
　20年前に糖尿病を指摘され、1年前に週3回の人工透析が導入されました。入院前は歩行ベースでADL自立し、透析クリニックへの通院は杖歩行

表1 ● ICFによる評価例（入院20日目）

健康状態	糖尿病性腎症，糖尿病，両変形性膝関節症，急性腎盂腎炎
心身機能 身体構造	関節可動域（制限），四肢筋力（低下）
活動制限	歩行（制限），セルフケア（制限），調理（制限）
参加制約	家庭復帰（制約），外出（制約），家庭内役割（制約）
個人因子	74歳女性，内向的，趣味は調理
環境因子	夫と2人暮らし，マンション2階（エレベーターなし），○○（地名）在住，要介護1，身体障害者手帳1級（腎臓機能障害）

で可能でした．今回，敗血症，急性腎盂腎炎疑いのため入院となりました．入院時，身長154 cm，体重（ドライウエイト）55 kg，BMI 23.2 kg/m²でした．とりあえずベッド上安静として，薬物療法（抗菌薬）で加療しました．食事は透析食（食形態は常食と同じ；1,600 kcal）としましたが，半量以下の摂取量が続きました．

入院20日目，全身状態はやや改善し，CRPは4.5 mg/dLまで改善しました．しかし歩行困難となったため，人工透析のない日のみ理学療法1単位（20分）の運動器リハ（関節可動域訓練，筋力増強訓練，立位・歩行訓練）をオーダーしました．この時点でのICFによる患者の評価例を**表1**に示します．体重（ドライウエイト）は51 kgに減少していました．

 症例のポイント

1 リハオーダーが遅すぎる

入院20日目に全身状態がやや安定してからリハオーダーをしましたが，この間に廃用症候群が進行して歩行困難となってしまいました．急性腎盂腎炎であれば，入院当日からベッドサイドでのリハを実施できる状態でした．入院前は**歩行ベースでADLが自立していましたが，要介護1のフレイル高齢者でしたので，廃用症候群に陥るリスクが高かったのです．入院当日にベッドサイドで両変形性膝関節症に対する運動器リハをオーダーして，早期離床を行うべきでした．**

腎臓リハとしては，保険診療に含まれていません．そのため併存疾患として運動器疾患や循環器疾患を認める場合には，運動器リハ，心臓リハと

してリハオーダーします．

2 リハオーダーの内容が不適切である

今回の症例では，人工透析を行う日も含めて理学療法1単位（20分）をリハオーダーすべきでした．人工透析終了後には全身倦怠感や疲労感のために，十分なリハを行うのは難しいことがあります．しかし，20分程度の理学療法であれば体調に合わせて実施することは可能です．人工透析の時間帯を午後にして，午前中に理学療法を行うことも選択肢の1つです．エビデンスを考えると透析中の理学療法実施も考慮すべきですが，当院では透析中の理学療法を実施できていません．

3 サルコペニアとprotein energy wasting（PEW）を見落としている

今回の症例では，透析食の摂取量が半量以下でした．そのため，入院後20日間で4 kg（7.3％）の体重減少を認めました．入院20日目には透析前の下腿周囲長が29 cm，握力が13 kgと筋肉量低下，筋力低下を認め，歩行困難ですので，サルコペニアと診断できます．サルコペニアの場合，その原因を考えることが大切です．透析患者のサルコペニアの原因例を**表2**に示します．

CKDや透析患者では，タンパク質とエネルギー源（体タンパクと体脂肪）の蓄積が減少した状態であるprotein energy wasting（PEW）を認めることがあります[5]．PEWの原因には，エネルギー・タンパク質摂取量低下，代謝亢進，代謝性アシドーシス，身体活動の低下，タンパク同化の低下，併存疾患・症状（糖尿病，慢性心不全，抑うつ状態，冠動脈疾患，末梢動脈疾患），透析などがあります[6]．PEWの診断基準を**表3**に示します[5]．PEWでは慢性炎症のため，CRP 0.3～0.5 mg/dL以上を認めることが多いです．本症例では3回の評価を行えていませんが，生化学的検査，体格検査，筋肉量のカテゴリーに該当し，PEWが疑われます．

CKDによるPEWの予防と治療に関するコンセンサスでは，運動療法は補助療法の位置づけです[7]．しかし，「心血管疾患におけるリハビリテーションに関するガイドライン（2012年改訂版）」では，運動療法によるCRP，炎症性サイトカインの減少がランクB（報告の質は高いが報告数が十分でないもの）とされています[8]．そのため，**CKDによるPEW患者で**

表2 ● 透析患者のサルコペニアの原因

加齢	高齢者では，加齢によるサルコペニアを認める可能性がある．
活動	透析患者では，透析中および透析外の身体活動量が少なくなりやすいため，活動によるサルコペニアを認めやすい．
栄養	透析患者では，食事摂取量が少なくなりやすいため，栄養によるサルコペニアを認める可能性がある．
疾患	・透析患者では，慢性腎不全による代謝亢進，インスリン抵抗性，代謝性アシドーシスなどでPEWや悪液質によるサルコペニアを認めやすい． ・透析による栄養素喪失，炎症，代謝亢進などのため，サルコペニアを認めやすい． ・慢性心不全を合併する場合，心臓悪液質を認める可能性がある． ・尿路感染などの合併で，侵襲によるサルコペニアを認める可能性がある．

表3 ● PEWの診断基準

カテゴリー	該当項目
生化学的検査	・血清アルブミン＜3.8 g/dL（BCG法） ・血清プレアルブミン（トランスサイレチン）＜30 mg/dL（維持透析患者のみ，CKD stage2〜5の患者ではGFRによって数値が異なる） ・総コレステロール＜100 mg/dL
体格検査	・BMI＜23 kg/m^2（アジア人ではより低いBMIが望ましい） ・意図しない体重減少：3カ月で5％以上または6カ月で10％以上 ・体脂肪率＜10％
筋肉量	・筋肉消耗：筋肉量減少が3カ月で5％以上または6カ月で10％以上 ・上腕筋周囲面積減少（基準値の50パーセンタイルに対して10％以上の減少） ・クレアチニン出現率
食事摂取量	・意図しないタンパク質摂取量低下：少なくとも2カ月以上，透析患者では0.8 g/kg/日未満，CKD stage2〜5の患者では0.6 g/kg/日未満 ・意図しないエネルギー摂取量低下：少なくとも2カ月以上，25 kcal/kg/日未満

上記の4カテゴリー中，1項目でも該当するカテゴリーが3つ以上ある場合，PEWと診断する．
理想的には2〜4週間の間隔を空けて，少なくとも3回は評価すべきである．
（文献5より引用）

は，筋力，持久力，ADLを改善するだけでなく，慢性炎症を改善するためにも運動療法とリハが重要と考えます．

　持久性トレーニングは，最大酸素摂取量の60〜70％の有酸素運動を行います．目標心拍数は，予測最高心拍数（220－年齢/分）の75％程度として，1回30〜60分，週5回程度行います．主観的運動強度（ボルグ指数，**表4**）で15点未満（きつい未満）を目安とします．

表4 ● 主観的運動強度（ボルグ指数）

点数	運動強度		%最大酸素摂取量
20			
19	very, very hard	非常にきつい	100
18			
17	very hard	かなりきつい	90
16			
15	hard	きつい	80
14			
13	somewhat hard	ややきつい	70
12			
11	fairly light	楽である	60
10			
9	very light	かなり楽である	50
8			
7	very, very light	非常に楽である	40
6			

CKDのタンパク質制限と運動

　CKDの食事療法では，タンパク質制限が強調されています．一方，サルコペニアの食事療法では，タンパク質を十分に摂取することが重要です．それでは，CKDでサルコペニアを認める高齢者の場合，どのようにすればよいでしょうか．**ポイントは運動療法との併用**です．

　エビデンスに基づいた高齢者の最適なタンパク質摂取量に関する方針論文では，高齢者は少なくとも1〜1.2 g/kg/日のタンパク質摂取が推奨されています[9]．また運動実施時は，1.2〜1.5 g/kg/日のタンパク質摂取が推奨されています．ただし，重度の腎疾患（eGFRが30 mL/分/1.73 m²未満）で透析を行っていない場合は例外とされています．これより十分な運動を行っている透析高齢者では，タンパク質制限が不要かもしれません．ただし，カリウムとリンの制限は必要です．

　地域在住高齢者における12週間のレジスタンストレーニング＋トレーニング後のタンパク質20 g摂取によるeGFRの変化をみた研究では，eGFR

60 mL/分/1.73 m² 未満の群でも有意な改善を認めました（介入前eGFR：48.9±10.3 mL/分/1.73 m²，介入後eGFR 53.4±12.9 mL/分/1.73 m²）[10]．タンパク尿のない高齢者CKDのGFR区分がG3a（軽度〜中等度低下）とG3b（中等度〜高度低下）では，レジスタンストレーニング時のタンパク質制限は不要な可能性があります．CKD診療ガイド[11]ではG3以上でタンパク質制限を推奨していますが，実際の臨床現場では運動療法を考慮して判断すべきです．

　過度なタンパク質制限を行うと，筋肉量が減少することで血清クレアチニン値が低下して，腎機能が改善したと誤解する恐れがあります．一方，運動と十分なタンパク質摂取で筋肉量が増加すると，血清クレアチニン値が上昇して，腎機能が悪化したと誤解する恐れがあります．**血清クレアチニン値は腎機能だけでなく，全身筋肉量の指標でもある**ことを考慮して検査値を解釈することが必要です．

◆ 文献・参考文献

1) 上月正博：腎臓リハビリテーションの定義とエビデンス．「腎臓リハビリテーション」（上月正博／編著），pp10-17，医歯薬出版，2012
2) Heiwe S & Jacobson SH：Exercise training for adults with chronic kidney disease. Cochrane Database Syst Rev, 10：CD003236, 2011
3) Heiwe S & Jacobson SH：Exercise training in adults with CKD：a systematic review and meta-analysis. Am J Kidney Dis, 64：383-393, 2014
4) Sheng K, et al：Intradialytic exercise in hemodialysis patients：a systematic review and meta-analysis. Am J Nephrol, 40：478-490, 2014
5) Fouque D, et al：A proposed nomenclature and diagnostic criteria for protein-energy wasting in acute and chronic kidney disease. Kidney Int, 73：391-398, 2008
6) Carrero JJ, et al：Etiology of the protein-energy wasting syndrome in chronic kidney disease：a consensus statement from the International Society of Renal Nutrition and Metabolism (ISRNM)．J Ren Nutr, 23：77-90, 2013
7) Ikizler TA, et al：Prevention and treatment of protein energy wasting in chronic kidney disease patients：a consensus statement by the International Society of Renal Nutrition and Metabolism. Kidney Int, 84：1096-1107, 2013
8) 「心血管疾患におけるリハビリテーションに関するガイドライン（2012年改訂版）」http://www.j-circ.or.jp/guideline/pdf/JCS2012_nohara_h.pdf（2016年5月閲覧）
9) Bauer J, et al：Evidence-based recommendations for optimal dietary protein intake in older people：a position paper from the PROT-AGE Study Group. J Am Med Dir Assoc, 14：542-559, 2013
10) Ramel A, et al：Glomerular filtration rate after a 12-wk resistance exercise program with post-exercise protein ingestion in community dwelling elderly. Nutrition, 29：719-723, 2013
11) 「CKD診療ガイド2012」（日本腎臓学会／編），東京医学社，2012

〈若林秀隆〉

第3章 その入院患者さん、リハ必要ですよ

9 肝硬変

> **Point**
> - 肝硬変の患者には、入院当日にリハオーダーもしくはリハ科併診を行います
> - 軽負荷の持久性トレーニングやレジスタンストレーニングを行います
> - 低栄養やサルコペニアの場合には、特に栄養療法と運動療法の併用が重要です

 はじめに

　肝硬変の治療では今まで、安静が指示されてきました。肝機能がきわめて不良な場合には、入院中に一時的な安静が必要かもしれません。しかし、肝硬変患者の40〜68％にサルコペニアを認め、サルコペニアは死亡率と関連します[1,2]。肝硬変患者では、サルコペニア肥満と筋肉内脂肪浸潤が死亡率と関連するという報告もあります[3]。長期間の安静臥床で"活動によるサルコペニア"を合併すると、生命予後が悪化する可能性があります。

　肝硬変に対する運動療法の有効性を示すエビデンスはありますが[4]、有害性を示すエビデンスはありません。この点でも**肝硬変でサルコペニアの場合には、原則として安静より運動療法の実施が望ましい**です。ただし、運動によって門脈圧が上昇して消化管の静脈瘤出血を起こすリスクはあります。そのため、持久性トレーニング、レジスタンストレーニングとも軽負荷で行います。

　肝硬変では低栄養やサルコペニアを認めることが多いため、栄養療法と運動療法の併用が重要です。肝硬変患者に対する運動療法で筋肉量、筋力、インスリン抵抗性を改善できます。また、運動前に栄養状態と肝硬変の合併症を評価します[5]。

表1 ● Child-Pugh分類

項目 \ ポイント	1点	2点	3点
脳症	ない	軽度	ときどき昏睡
腹水	ない	少量	中等量
血清ビリルビン値（mg/dL）	2.0未満	2.0〜3.0	3.0超
血清アルブミン値（g/dL）	3.5超	2.8〜3.5	2.8未満
プロトロンビン活性値（％）	70超	40〜70	40未満

各項目のポイントを加算しその合計点で分類する．
Child-Pugh分類　A：5〜6点　B：7〜9点　C：10〜15点
プロトロンビン時間のスコアについては，国際標準比（INR）によるスコアにより代替できる．
その場合，INR 1.7未満は1点，1.7〜2.3は2点，2.3超は3点として算定する．

「とりあえず安静，禁食」とした肝硬変の出血性ショック症例

　73歳男性．アルコール性肝硬変，門脈圧亢進症，食道静脈瘤破裂．
　10年前にアルコール性肝硬変と診断．入院前は屋外歩行可能でしたが，1年前に腰部脊柱管狭窄症と診断され，連続歩行距離は300 m程度でした．今回，吐血，出血性ショックのため入院となりました．入院時，身長164 cm，体重59 kg，BMI 21.9 kg/m^2 でした．食道静脈結紮術で止血し，輸液・輸血を行いました．とりあえずベッド上安静，禁食として，末梢静脈からラクテック®を1日1,500 mL，ソルデム®3Aを1日1,000 mL投与しました．循環動態が改善した後は，腹水悪化予防を考慮してソルデム®3Aを1日1,500 mLに変更しました．
　Child-Pugh分類（表1）は，肝性脳症なし，腹水少量，血清ビリルビン値2.5 mg/dL，血清アルブミン値2.4 g/dL，プロトロンビン活性値55％で合計10点，grade Cに該当しました．
　入院16日目の食道内視鏡検査で止血を確認してから，流動食を開始しました．段階的に食形態を上げて，入院27日目に全粥食の経口摂取が全量可能となりました．同日，廃用予防，離床目的で理学療法1単位（関節可動域訓練，坐位・立位訓練）のベッドサイドリハをオーダーしました．この時点で，立位・歩行は困難でした．ICFによる患者の評価例を表2に示します．体重は49 kgに減少していました．

表2 ● ICFによる評価例（入院16日目）

健康状態	アルコール性肝硬変，門脈圧亢進症，食道静脈瘤，腰部脊柱管狭窄症
心身機能 身体構造	四肢筋力（低下），両下肢（麻痺），体重維持機能（障害・るいそう）
活動制限	歩行（制限），セルフケア（制限）
参加制約	家庭復帰（制約），外出（制約）
個人因子	73歳男性，外向的，趣味は飲酒だが断酒中
環境因子	妻と2人暮らし，一軒家，○○（地名）在住，介護認定なし，身体障害者手帳4級（肝臓機能障害）

症例のポイント

1 リハオーダーが遅すぎる

　入院16日目に止血を確認してからリハオーダーをしましたが，この間に廃用症候群が進行して歩行困難となってしまいました．食道静脈瘤破裂による出血性ショックでも，入院当日からベッドサイドでのリハを実施できる状態でした．**入院前は屋外歩行可能でしたが，腰部脊柱管狭窄症および身体障害者手帳4級（肝臓機能障害）を有することより，廃用症候群に陥るリスクの高いフレイル高齢者と考えるべきでした．入院当日にベッドサイドで腰部脊柱管狭窄症に対する運動器リハをオーダーして，早期離床を行うべきでした．**

　肝臓リハとしては，保険診療に含まれていません．そのため併存疾患として運動器疾患や循環器疾患を認める場合には，運動器リハ，心臓リハとしてリハオーダーします．しかし肝臓リハは，生活機能やQOL改善のみならず，治療や生命予後改善としての意味合いも期待されています[6]．医師，看護師，理学療法士，管理栄養士などを含めたチーム医療が大切です．

2 リハオーダーの内容が不適切である

　入院27日目には全粥食を全量経口摂取可能で坐位も可能でしたので，機能訓練室でのリハをオーダーすべきでした．また，訓練内容に歩行訓練やレジスタンストレーニングも含めるべきでした．訓練時間は2単位（40分）以上でもよかったかもしれません．肝硬変では治療上，安静臥床というイメージが強いですが，**安静臥床の弊害を十分考慮したうえで，必要な場合のみ安静**とすべきです．

表3 ● 肝硬変患者のサルコペニアの原因

加齢	高齢者では，加齢によるサルコペニアを認める可能性がある．
活動	肝硬変患者では，安静臥床を指示されることが多いため，活動によるサルコペニアを認めやすい．
栄養	食道静脈瘤破裂の場合，禁食期間が長くその間，不適切な末梢静脈栄養管理のことが多いため，栄養によるサルコペニアを認めやすい． アルコール性肝硬変の場合，食生活の問題で栄養によるサルコペニアを認めることがある．
疾患	肝硬変患者では，慢性肝不全による悪液質を認める可能性がある． 肺炎やショックなどの合併で，侵襲によるサルコペニアを認めることがある．

　本症例では関節可動域訓練の実施が可能でした．しかし，非代償性肝硬変による両下肢浮腫で皮膚の脆弱化が著明な場合，他動的な関節可動域訓練を無理に行うと，皮膚の損傷，感染を生じる可能性があります．この場合には，スキンケアに配慮しながら愛護的な関節可動域訓練を行う，もしくは皮膚の脆弱化が改善するまで一時的に関節可動域訓練を中止します．

3 サルコペニアと低栄養を見落としている

　今回の症例では，入院後15日間禁食で，その間の末梢静脈栄養は1日258 kcaL以下でした．また，**流動食，三分粥食，五分粥食のエネルギー量は少なく，全量経口摂取しても1日エネルギー消費量未満のことがよくあります**．そのため，入院後27日間で10 kg（16.9％）の体重減少を認めました．入院27日目には下腿周囲長が25 cm，握力が18 kgと筋肉量低下，筋力低下を認め，歩行困難ですので，サルコペニアと診断できます．

　肝硬変患者のサルコペニアの原因例を**表3**に示します．**肝硬変患者の40〜68％にサルコペニアを認めるため，すべての肝硬変入院患者でサルコペニアの存在を疑うべきです**．そのうえで，サルコペニアの原因を考慮してリハ栄養で対応することが必要です．

身体障害者手帳：肝臓機能障害

　2010年4月から肝臓機能障害が身体障害者手帳の交付対象に追加されました．ただしアルコール性肝硬変の場合には，診断時に6カ月以上アルコールを摂取していないことが条件です．

　肝臓機能障害の等級を**表4**[7]，認定基準を**表5**[8]に示します．なお，肝

表4 ● 肝臓機能障害の等級

1級	肝臓の機能の障害により日常生活活動がほとんど不可能なもの
2級	肝臓の機能の障害により日常生活活動が極度に制限されるもの
3級	肝臓の機能の障害により日常生活活動が著しく制限されるもの（社会での日常生活活動が著しく制限されるものを除く）
4級	肝臓の機能の障害により社会での日常生活活動が著しく制限されるもの

（文献7より引用）

表5 ● 肝臓機能障害の認定基準

ア　1級に該当する障害は，次のいずれにも該当するものをいう

(1) Child-Pugh分類（表1）の合計点数が7点以上であって，肝性脳症，腹水，血清アルブミン値，プロトロンビン時間，血清総ビリルビン値の項目のうち肝性脳症または腹水の項目を含む3項目以上が2点以上の状態が，90日以上の間隔をおいた検査において連続して2回以上続くもの．

(2) 次の項目（a～j）のうち，5項目以上が認められるもの．
　a 血清総ビリルビン値が5.0 mg/dL以上
　b 血中アンモニア濃度が150 μg/dL以上
　c 血小板数が50,000/mm^{3}以下
　d 原発性肝がん治療の既往
　e 特発性細菌性腹膜炎治療の既往
　f 胃食道静脈瘤治療の既往
　g 現在のB型肝炎またはC型肝炎ウイルスの持続的感染
　h 1日1時間以上の安静臥床を必要とするほどの強い倦怠感および易疲労感が月7日以上ある
　i 1日に2回以上の嘔吐あるいは30分以上の嘔気が月に7日以上ある
　j 有痛性筋けいれんが1日に1回以上ある

イ　2級に該当する障害は，次のいずれにも該当するものをいう

(1) Child-Pugh分類（表1）の合計点数が7点以上であって，肝性脳症，腹水，血清アルブミン値，プロトロンビン時間，血清総ビリルビン値の項目のうち肝性脳症または腹水の項目を含む3項目以上が2点以上の状態が，90日以上の間隔をおいた検査において連続して2回以上続くもの．

(2) ア（2）の項目（a～j）のうち，aからgまでの1つを含む3項目以上が認められるもの．

ウ　3級に該当する障害は，次のいずれにも該当するものをいう

(1) Child-Pugh分類（表1）の合計点数が7点以上の状態が，90日以上の間隔をおいた検査において連続して2回以上続くもの．

(2) ア（2）の項目（a～j）のうち，aからgまでの1つを含む3項目以上が認められるもの．

エ　4級に該当する障害は，次のいずれにも該当するものをいう

(1) Child-Pugh分類（表1）の合計点数が7点以上の状態が，90日以上の間隔をおいた検査において連続して2回以上続くもの．

(2) ア（2）の項目（a～j）のうち，1項目以上が認められるもの．

（文献8より引用）

臓移植を行った方は，抗免疫療法を要しなくなるまでは障害の除去（軽減）状態が固定したわけではないので，抗免疫療法を必要とする期間中は，当該療法を実施しないと仮定して1級に該当します[8]．

◆ 文献・参考文献

1) Montano-Loza AJ, et al：Muscle wasting is associated with mortality in patients with cirrhosis. Clin Gastroenterol Hepatol, 10：166-73, 173.e1, 2012
2) Hanai T, et al：Sarcopenia impairs prognosis of patients with liver cirrhosis. Nutrition, 31：193-199, 2015
3) Montano-Loza AJ, et al：Sarcopenic obesity and myosteatosis are associated with higher mortality in patients with cirrhosis. J Cachexia Sarcopenia Muscle, 2015（doi：10.1002/jcsm.12039.）
4) Jones JC, et al：Exercise capacity and muscle strength in patients with cirrhosis. Liver Transpl, 18：146-151, 2012
5) Toshikuni N, et al：Nutrition and exercise in the management of liver cirrhosis. World J Gastroenterol, 20：7286-7297, 2014
6) 上月正博：見えない障害，肝臓のリハビリテーション 肝臓機能障害患者における障害とリハビリテーションの考え方．J Clin Rehabil, 20：312-321, 2011
7) 厚生労働省：身体障害者障害程度等級表（身体障害者福祉法施行規則別表第5）．
http://www.mhlw.go.jp/bunya/shougaihoken/shougaishatechou/dl/toukyu.pdf
8) 厚生労働省：身体障害者障害程度等級表の解説（身体障害者認定基準）について(改正後全文)．障発第0110001号，平成15年1月10日
http://www.mhlw.go.jp/file/06-Seisakujouhou-12200000-Shakaiengokyokushougaihokenfukushibu/kijun_all.pdf

〈若林秀隆〉

第3章 その入院患者さん、リハ必要ですよ

10 ICUに入室を要する重症疾患

Point
- ICU入室患者には，入院当日にリハオーダーもしくはリハ科併診を行います
- 抜管時には全員，摂食嚥下機能の評価が必要です
- intensive care unit-acquired weakness（ICUAW）の予防，早期発見が重要です

はじめに

　本項では，ICUに入室した重症疾患患者のリハを取りあげます．ICU入室患者に対する理学療法の系統的レビューとメタ解析では，QOL，身体機能，末梢と呼吸の筋力改善，人工呼吸器非装着期間増加，在院日数とICU入室日数短縮を認めました[1]．一方，ICU入室中の早期リハの効果をみた系統的レビューとメタ解析では，機能状態，筋力，QOLには統計学的有意差がなく，退院時の歩行自立のみ有意差を認めました[2]．また，ICU退室後のリハに関するコクランレビューでは，運動能力と健康関連QOLへの効果は不明とされています[3]．エビデンスが十分とは言いきれませんが，廃用症候群の予防を考えるとICU入室時からリハを行うべきだと考えます．

症例呈示 ICU入室時からリハを開始し，ADLを維持できた症例

　73歳女性．既往歴は胆石，脂質異常症．夫と2人暮らし．入院前は歩行ベースでADL自立していました．入院時，身長155 cm，体重65 kg，BMI 27.1 kg/m² でした．

　重症急性膵炎，ショックで入院しました．同日ICUに入室して，人工呼吸器管理，持続的血液濾過透析となりました．ICU入室時に理学療法1単位（関節可動域訓練，坐位・立位・歩行訓練，呼吸訓練，ポジショニング），作業療法1単位（坐位・立位・歩行訓練，ADL訓練，リラクゼーション，コ

表1 ● ICFによる評価例（入院当日）

健康状態	重症急性膵炎，ショック
心身機能 身体構造	四肢筋力（低下），呼吸機能（障害）
活動制限	歩行（制限），セルフケア（制限），コミュニケーション（制限）
参加制約	家庭復帰（制約），外出（制約）
個人因子	73歳女性，外向的，趣味は旅行
環境因子	夫と2人暮らし，一軒家，○○（地名）在住，介護認定なし，身体障害者手帳なし

ミュニケーション訓練）の呼吸器リハをオーダーしました．ICF（国際生活機能分類）による患者の評価例を**表1**に示します．栄養管理は中心静脈栄養と経鼻経管栄養の併用で開始しました．

　入院13日目に人工呼吸器離脱しました．この時点でICU室内を軽介助で歩行可能でした．離脱と同時に言語聴覚療法1単位（声と嚥下機能評価，訓練）を追加でオーダーしました．また，理学療法，作業療法でレジスタンストレーニングを追加しました．左反回神経不全麻痺，嗄声，中等度嚥下障害を認めたため，ゼリー食から開始して段階的に食形態を変更しました．入院15日目にICU退室し，入院25日目に自宅退院しました．退院時のADLは歩行ベースで自立し，常食を3食経口摂取可能でした．

 症例のポイント

1 ICU入室時にリハオーダーをした Good

　ICUでは医学的な全身管理が優先され，リハや栄養管理は後回しにされがちです．しかし，ICU在室中に身体機能が低下するのは明らかであり，退室後の生活を考えれば少しでも身体機能低下を予防すべきです．**ICU入室患者は原則として全例，ベッドサイドリハを行うべきだと考えます．**

　重症疾患後に廃用性筋萎縮単独とは考えにくい四肢筋力低下を認めることは，以前から指摘されていました．このような病態はcritical illness polyneuropathy（CIP），critical illness myopathy（CIM），critical illness neuromyopathy（CINM）などさまざまな用語で表現されてきました．

　2009年にintensive care unit-acquired weakness（ICUAW）の診断基

表2 ● ICUAWの診断基準

以下のうち①，②，③もしくは④，⑤を認めた場合
① 筋力低下は重症疾患後に発症
② 筋力低下は全身（近位筋と遠位筋の両方），左右対称，弛緩性で，脳神経は正常（顔のゆがみはない）
③ 24時間超の間隔をあけた2回以上の評価で，MRC（medical research council, MMTと同様に0〜5点の6段階で筋力を評価）で評価した筋力の合計点（両側の肩外転，肘屈曲，手伸展，股屈曲，膝伸展，足背屈をそれぞれ評価して合計点を算出し60点満点）が48点未満
④ 人工呼吸器管理
⑤ 筋力低下の原因として重症疾患に関連しない疾患が除外

（文献4より引用）

準（表2）が提示され[4]，ICUAWのなかにCIP，CIM，CINMが含まれました．同時にCIP，CIM，CINMの診断基準も提示されています．表2の診断基準では，検査を行わずにICUAWと判断できることが長所です．しかし，廃用性筋萎縮でもこの診断基準に該当する場合がありますので，廃用症候群と診断される患者の一部はICUAWと思われます．一方，CIP，CIM，CINMの診断には，神経伝導検査や筋電図もしくは生検が必要です．

ICUAWの原因として，多臓器不全，ベッド上安静，高血糖，ステロイド・神経筋阻害薬・鎮静薬の使用が考えられています[5]．そのため，**原疾患の治療と同時に，敗血症や多臓器不全の管理，早期離床・早期リハ，血糖管理，ステロイド・神経筋阻害薬・鎮静薬の使用を最小限にする**ことが，ICUAWの予防や治療となります．この点でもICU入室時からのリハ開始が重要です．

2 抜管時に言語聴覚療法を追加オーダーした Good

抜管時には，摂食嚥下障害を認めることが多いです．人工呼吸管理後の摂食嚥下障害は，postextubation dysphagia[6]やICU-acquired swallowing disorders[7]と呼ばれます．その原因として，挿管チューブおよび気管切開チューブによる声帯などの損傷や麻痺，神経筋障害による筋力低下，咽頭・喉頭の感覚障害，せん妄・疾患・鎮静薬による意識障害，胃食道逆流，呼吸障害による呼吸と嚥下の同期不全が考えられています[7]．

人工呼吸管理後の摂食嚥下障害は，20〜84％に認めます[8,9]．しかし，

抜管後の摂食嚥下評価の実施割合は病院によって異なり[10]，評価時期や方法も異なります．STを含めた摂食嚥下チームで，**抜管当日に摂食嚥下機能を評価することが望ましい**と考えます．

3 リハオーダーの内容が適切であった Good

　ICU入室時から作業療法でリラクゼーション，コミュニケーション訓練をオーダーしました．これらは理学療法でオーダーしても構いません．ICU入室患者では，不安，不眠，精神的ストレス，せん妄などを認めることが多いです．そのため，不安軽減を目的としたリラクゼーション，コミュニケーション訓練などを行うことが望ましいです．

　また，抜管時にレジスタンストレーニングを追加オーダーしました．ICU入室患者の大半に侵襲を認めます．侵襲下の代謝変化は，傷害期，異化期，同化期の3つの時期に分類されます．傷害期では一時的に代謝が低下します．異化期では筋肉のタンパク質の分解が著明で，高度の侵襲では1日1kgの筋肉量が減少することがあります．同化期では適切な運動療法と栄養療法の併用で，筋肉量を増やすことができます．

　ICU入室時は傷害期もしくは異化期の可能性が高く，機能改善や栄養改善は困難です．筋肉量，筋力の改善も難しいため，機能維持を目標としたリハにとどめ，レジスタンストレーニングを実施しません．一方，抜管時には同化期に移行している可能性があります．異化期であれば維持的なリハを継続しますが，**同化期に移行した場合にはレジスタンストレーニングを追加オーダー**すべきです．

　日常生活での筋収縮力が常に最大筋力の20％以下であれば筋力は低下し，20〜30％であれば筋力は維持できます．ADLで使用する筋力は，最大筋力の20〜30％程度です．そのため**侵襲の異化期でも，階段以外のADL（3 Mets以下が目安）と早期離床は実施**した方がよいです．筋肉量や筋力改善を目的としない，最大筋力の20〜30％の筋力トレーニングであれば，異化期でも行ってよいと考えます．一方，筋肉量を増やすために行う最大筋力の40％のレジスタンストレーニングは，同化期で行います．

◆ 文献・参考文献

1) Kayambu G, et al：Physical therapy for the critically ill in the ICU：a systematic review and meta-analysis. Crit Care Med, 41：1543-1554, 2013

2) Castro-Avila AC, et al：Effect of Early Rehabilitation during Intensive Care Unit Stay on Functional Status：Systematic Review and Meta-Analysis. PLoS One, 10：e0130722, 2015
3) Connolly B, et al：Exercise rehabilitation following intensive care unit discharge for recovery from critical illness. Cochrane Database Syst Rev, 6：CD008632, 2015
4) Stevens RD, et al：A framework for diagnosing and classifying intensive care unit-acquired weakness. Crit Care Med, 37：S299-S308, 2009
5) Schefold JC, et al：Intensive care unit-acquired weakness (ICUAW) and muscle wasting in critically ill patients with severe sepsis and septic shock. J Cachexia Sarcopenia Muscle, 1：147-157, 2010
6) Rassameehiran S, et al：Postextubation Dysphagia. Proc (Bayl Univ Med Cent), 28：18-20, 2015
7) Macht M, et al：ICU-acquired swallowing disorders. Crit Care Med, 41：2396-2405, 2013
8) Macht M, et al：Swallowing dysfunction after critical illness. Chest, 146：1681-1689, 2014
9) Macht M, et al：Postextubation dysphagia is persistent and associated with poor outcomes in survivors of critical illness. Crit Care, 15：R231, 2011
10) Brodsky MB, et al：Factors associated with swallowing assessment after oral endotracheal intubation and mechanical ventilation for acute lung injury. Ann Am Thorac Soc, 11：1545-1552, 2014

〈若林秀隆〉

第4章

その疾患、
運動必要ですよ

第4章 その疾患、運動必要ですよ

1 腰痛症・腰部脊柱管狭窄症

Point
- 中高年者は脊椎のアライメントが崩れていることが多く，トレーニングは症状や状態に合わせて行います
- 体幹筋力強化練習と殿筋などの体幹以外のトレーニングを行います

中高年者で腰痛をきたす人は，腹筋や背筋の体幹周囲に加え骨盤周囲や下肢の筋力や柔軟性が低下している場合が多いです．腰痛の原因はさまざまですが，症状を増悪させずに低下した機能を戻し，調子をよくしていくことがリハの目的になります．しかし高齢者はすでに脊椎のアライメントが崩れている人が多く，**無理な矯正は禁物です．腰部脊柱管狭窄症では過度な腰椎の後屈に注意**しましょう．

体幹強化練習（draw in）❶

腹式呼吸を使ったdraw inにより，あまり腰に負担をかけることなく，体幹が鍛えられます．

殿筋と背筋の強化練習

1) 仰臥位での尻あげ運動 ❷
2) 四つ這いでの脚伸ばし運動 ❸

これらの運動で体幹や骨盤周囲の筋力を強化し，ADLや歩行時の体幹の安定化を図り，症状が軽減することを期待します．より症状が重い人には回数を減らしたり，尻や足を上げる高さを低くする等して負荷を軽減します．一方，物足りない人には回数や持続時間を増やします．

1 体幹トレーニング：draw in・坐位　1セット10回，1日2セット

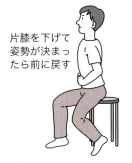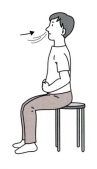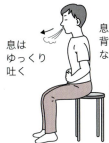

① まず正しい姿勢をとる．片膝を曲げて後ろに下げると良い姿勢をとりやすい．

② 下腹部に手のひらをあてて息を吸いながら，腹をふくらませる．

③ 息を口から吐きながらお腹をへこませるそのとき姿勢が崩れないように注意する．

2 尻あげ運動・仰臥位　1セット10回，1日2セット

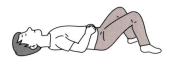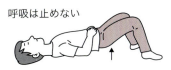

① 仰向けになり良い姿勢をとる．膝を曲げ，肩幅くらいに足を広げる（開排位）．

② お尻を軽くしめながら，持ちあげる．そのまま5〜10秒保持し，ゆっくり下ろす．その間，腹式呼吸を続ける．

3 殿筋の強化：脚伸ばし運動・四つ這い　1セット10回，1日2セット

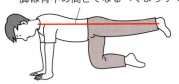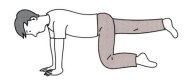

① 両手を肩幅に広げて四つ這いになり，片脚をあげて伸ばす．その状態を5〜10秒保持し，ゆっくり下ろす．

② その後，反対側も行う．脚をあげる間，呼吸は止めない．

〈池尻好聰〉

2 変形性膝関節症（人工関節置換術後も含む）

> **Point**
> - 筋力強化が中心ですが，有酸素運動も有効です
> - 肥満があれば体重を減らすアプローチが有効です

変形性膝関節症は，中高年に非常に多い疾患です．膝関節は体重を支える重要な関節であり，日常生活に大きな支障をきたします．進行するとADLを障害し，要介護になる原因にもなり得る．変形性膝関節症のリハでは，大きく分けて**大腿四頭筋強化**，**可動域訓練**，**有酸素運動**の3つの手段があります．

大腿四頭筋筋力強化（❶，❷）

大腿四頭筋，特に**内側広筋**の筋力を強化することが特に重要です．大腿の周径を測定すると評価の参考になります．

可動域訓練

膝関節の可動域を広げる訓練です．疼痛を誘発しない程度にゆっくりと膝関節周囲の筋肉をストレッチします．

ウォーキングなどの有酸素運動

ウォーキングやランニングは，疼痛や腫脹が非常に強い場合には避けますが，**変形性膝関節症を進行させるものではなく，積極的に行うべき運動療法**です．足に負担が少ない自転車やエルゴメーターもよく使われます．水中でのエクササイズは，体重による膝への負荷を減らし，筋力を多く使う全身運動であり，疼痛軽減に有効です．また**減量**は，**肥満患者の膝痛軽減に有効な手段**です．

👉 人工関節置換術後のリハ

手術翌日など早期から荷重を開始する施設が多いです．創部の痛みや炎症に注意しながら段階的に負荷をあげます．長期的には，過度な屈曲動作を避けるように注意し，大腿四頭筋の筋力を維持・強化することが大切です．

◆ 文献・参考文献

1）Brawner CA, et al：Exercise Prescription for Patients with Arthritis．「ACSM's resource manual for guidelines for exercise testing and prescription」（American College of Sports Medicine），pp713-728, Lippincott Williams & Wilkins, 2013

---

❶ 大腿四頭筋強化・坐位（椅子）　　1セット10回，1日4〜5セット

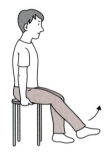
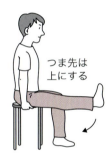

① ゆっくり足を挙上する．　　② 10秒制止，ゆっくり戻す．
（つま先は上にする）

❷ 大腿四頭筋強化・坐位（床）　　1セット10回，1日4〜5セット

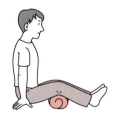
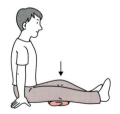

① タオルを丸めて膝の下に敷く．　　② 膝を床に片脚ずつ押しつけて10秒制止，ゆっくり脱力．

〈濱井彩乃〉

3 肩関節周囲炎

> **Point**
> - 肩の可動域を改善し，維持する練習を行います
> - 肩甲骨周囲帯のトレーニングと腱板強化練習を行います

　肩関節周囲炎は凍結肩（frozen shoulder）とほぼ同義で，肩関節の疼痛と可動域制限をきたします．そのため，リハでは**肩の可動域を広げ機能が低下した肩甲骨周囲帯や腱板のトレーニングを行い**，肩のコンディションをよくします．肩関節周囲炎のリハを大きく3つに分けます．①可動域練習，②肩甲骨周囲帯のトレーニング，③腱板強化練習です．

👉 可動域練習（❶）

　仰臥位で手掌をしっかり頭側に向けて肘を伸ばします（前腕は回外し肩は外旋位．大結節が肩峰に衝突することを防ぐため）．健側の手で患側の肘あたりを支え，手掌を頭側に向けたまま上腕を耳につけるように"ぐー"と押し込み，肩をしっかり屈曲していきます．20〜30秒間維持し，それを10回程度くり返します．

👉 肩甲骨周囲帯のトレーニング

　肩の運動には肩甲骨や胸椎の動きが関与しています．そのため肩の状態が悪い人には肩甲骨周囲帯や姿勢指導を行い，肩甲骨の位置異常や肩甲骨周囲筋力の低下，不良姿勢などを改善するように努めます．痛みが出る人は痛みの出ない範囲で行います．また症状に応じて回数を増減します．どれか1つであれば肩甲骨を後ろに寄せる運動を最も勧めます．

1) 肩甲骨のあげ寄せ下げ運動（❷）

　坐位でよい姿勢をとります．まず肩をすぼめるように両側の肩甲骨を挙上します．次に大きく胸を張りながら肩甲骨を後ろに引き，胸椎にくっつけるように肩甲骨を寄せます（内転）．最後に肩甲骨を寄せたまま下におろ

します（下制）．各動作を5～10秒維持し，くり返します．

❶ 肩の可動域訓練・仰臥位　1セット10回，1日2セット

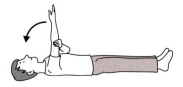
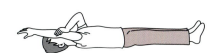

① 仰臥位で前腕を回外し（手のひらを頭側に向ける），健側で肘を支える．

② 肘を押して肩を屈曲させる．腕を耳にくっつけるような動作．20～30秒保持．

❷ 肩甲骨の上げ寄せ下げ運動・坐位　1セット10回，1日2セット

後

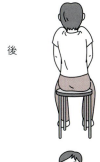
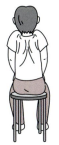
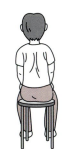

寄せた肩甲骨が崩れないよう

前

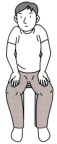
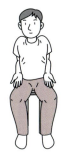
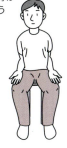

① 両手はだらんとおろしたまま大腿部にのせ，まず肩をすぼめるようにしてあげる．5～10秒ほど保持．

② 次に肩甲骨を寄せる．背骨にくっつけるように．自然と胸が張る．5～10秒ほど保持．

③ 最後に肩甲骨を寄せたまま，肩甲骨を下げます．5～10秒ほど保持．

2) 肩甲骨の寄せ運動（**3**）

坐位で両手を前に伸ばします．そして痛みのない範囲で両肘をなるべく肩に近い高さに保ったまま，胸を張りながら後ろへ引き肩甲骨を寄せます．これを10回くり返します．脇を広げた時に肩の痛みが出る人は，無理して大きく脇を広げずに痛みの出ない範囲で行いましょう．

腱板強化練習

1) うちわ体操（**4**）

坐位で肘を90°屈曲し母指は上方に向け前腕は中間位とします．肘は体にくっつけ，反対側の手で上腕の遠位を押さえ腋が開かないようにします．その体勢で前腕を内側と外側に，うちわを扇ぐようにくり返し素早く動かします（肩の内旋と外旋運動）．

2) 棘上筋の強化（**5**）

坐位で両側上肢を下垂し母指を広げ斜め30°前方に向けます．そして両上肢を斜め前方30°に向けて，脇の角度が20〜50°くらいの範囲で動かしやすい範囲内で肘を伸ばしたまま両上肢をすばやく上下させます．痛みが出る場合は無理しないで下さい．

---

3 肩甲骨周囲帯のトレーニング（僧帽筋の強化）・坐位　1セット10回，1日2セット

脇を広げたときに肩が痛い場合は，痛みのない範囲で行う

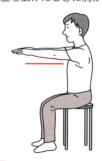
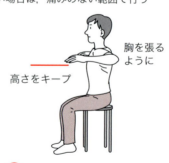
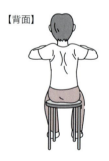

① 両手をまっすぐ前に伸ばす．

② 両腕の高さをキープしつつ，肩甲骨を寄せるように肘を引く．背骨（脊椎）に肩甲骨がつくイメージで行う．

後ろからみると肩甲骨が寄っている．肘が下がらないように．脇を広げたまま．

❹ 腱板強化練習（うちわ体操）・坐位　1セット20〜30回，1日2セット〜

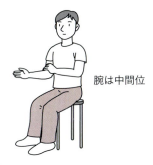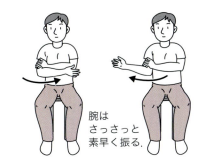

① 肘を体側につける．
健側の手で上腕の遠位を持ち，
患側の親指を上にむけ，
手掌を内側に向ける．

② そこからうちわを扇ぐように内と外に前腕を
交互に素早く振る．
その際に肘が体から離れないように注意．
呼吸を止めないように注意．

❺ 腱板（棘上筋）強化練習・坐位　1セット20〜30回，1日2セット〜

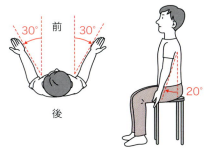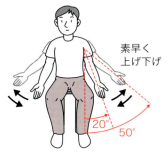

① 手のひらを広げ母指を斜め30°
前方に向ける．
そして脇を20°くらい軽く広げる．

② 前方挙上が20〜50°くらいの
動かしやすい範囲で肘を伸ばしたまま
すばやく上下させる．

〈池尻好聰〉

4 上肢骨折後

> **Point**
> - 骨折後の機能低下を最小限にするために，診断時から患部以外の自動運動を中心に開始します
> - 特に小児の骨折では，異所性骨化の原因となり，結果的に回復が遅延するため，強い疼痛を伴う運動を避けます

　上肢は，ADLにおいて大きな役割を担っています．肩関節は方向を，肘関節は距離を調節し，手関節・手指関節は微細運動を行うことが主な機能です．

　骨折後の**不動**は，**浮腫**，**筋力低下および拘縮など機能低下の原因**になります．それらを最小限にするには，手術後や外固定を外した後からではなく，**診断時から患部以外の自動運動をはじめることが大切**です（**1**, **2**）．

　リハのスケジュールは，**診断（骨折部位・骨折型），治療（保存療法，手術療法）により異なります**（詳細は文献を参照）．手術の場合は，術後の禁止肢位に注意し，術者と密に連携を取りながら行います．時期に応じて，浮腫・疼痛，ROM，筋力およびADLを評価します．例えばペットボトルのふたの開閉などのADLで疼痛を伴わないように，不良肢位を修正します．そして骨癒合の程度に応じて次の段階へ移行します（**3**）．

　特に小児の骨折では，**強い疼痛を伴う運動（特に他動運動）を行うと異所性骨化の原因となり**，**疼痛が増強し**，**結果的に回復が遅延します**．自動運動を中心に，不安を取り除きながら徐々に行うことが大切です．

　このような配慮を行い，職業・趣味活動を含め患者の健常な活動レベルの再獲得を目標にします．

◆ 文献・参考文献

1)「Fracture Management for Primary Care 3rd edition」（Eiff MP, et al, eds），Elsevier Saunders, 2011
2)「ビジュアル実践リハ 整形外科リハビリテーション—カラー写真でわかるリハの根拠と手技のコツ」（神野哲也/監，相澤純也，中丸宏二/編），羊土社，2012

◢ Stooping exercise 1日2〜3回，1回につき10〜20分程度

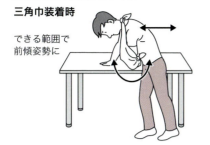
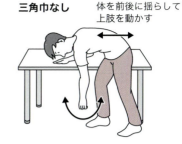

三角巾装着時　　　　　　　　　　　三角巾なし　　　体を前後に揺らして上肢を動かす

できる範囲で前傾姿勢に

前後に脚を開いて前傾姿勢をとり，患肢（上肢）を脱力してぶら下げ，上肢を振り子のように自然に振る．

健側は台などをついて支えとする．下肢や身体全体を使って前後に動かし，上肢の力で動かさないよう注意．

（文献2を参考に作成）

◪ 手指の自動運動 1セット20回程度，1時間ごと

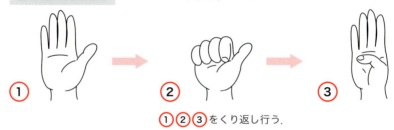

①②③をくり返し行う．

◧ 不良肢位の修正 橈骨遠位端骨折の場合

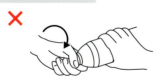
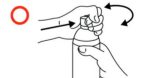

① 尺屈位が強調され，尺側部痛が生じやすい．

② 橈尺屈中間位で尺側への圧迫刺激が少ない．

（文献2を参考に作成）

〈小嶋秀治〉

5 良性発作性頭位変換性めまい

> **Point**
> - BPPVは日常診療でよく遭遇する疾患で，転倒リスクやADL低下の原因となります
> - 自然軽快する良性疾患ですが，Epley法によりすみやかに治すことができます
> - Epley法では症状を誘発するため，施行前に十分な説明が必要です

　良性発作性頭位変換性めまい（benign paroxysmal positional vertigo：BPPV）は，頭位変換により発症し，1分以内に治まる回転性めまいがくり返し起こるときに診断されます．生涯有病率は2.4％との報告があり[1]，救急外来や一般外来でよく経験します．症状は自然軽快しますが再発することも多く，1年間の再発率は15％といわれます[2]．

　吐き気・嘔吐などの症状で非常に苦痛が大きいだけでなく，**転倒のリスクやADL低下の原因にもなります**[2]ので，注意が必要です．

　BPPVは後半規管型，前半規管型，水平半規管型の3つ分類され，後半規管型が60〜90％といわれ多数を占めます．

　そもそもBPPVは自然軽快する疾患ではあり，後半規管型は30％で，水平半規管型では53％で7日間以内に軽快するといわれます．平均ではそれぞれ39日±47日，16±19日です[3]．しかし，後半規管型についてはEpley法（**1**）といわれる理学療法をすることですみやかに効果的に治すことができます．

　Epley法の成功率は1つのセッションで約80％，4回くり返すことで92％にまで増加すると言われています[2]が，症状を誘発する動きをするため，施行前に患者さんによく説明する必要があります．

　今から行う動作により症状が一時的に強く出て少しつらいかもしれないが，数分以内に治まる．これをくり返す方が早く改善する，という点を説明します．

◆ 文献・参考文献

1) von Brevern M, et al：Epidemiology of benign paroxysmal positional vertigo：a population based study. J Neurol Neurosurg Psychiatry, 78：710-715, 2007
2) Kim JS & Zee DS：Clinical practice. Benign paroxysmal positional vertigo. N Engl J Med, 370：1138-1147, 2014
3) Imai T, et al：Natural course of the remission of vertigo in patients with benign paroxysmal positional vertigo. Neurology, 64：920-921, 2005

❶ Epley 法　　右向きでめまいを起こす場合（患側：右）　ここでは患者の動きのみを記載

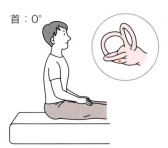

① 正面を向いて座る．
仰臥位になったときに台から頭が出る位置に座る．

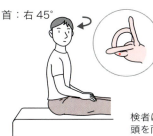

② 体は①のまま
首だけ45°右へ向ける．

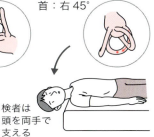

検者は頭を両手で支える

③ 45°右を向いたまま体を倒して仰臥位に．頭頂部を下げ，30秒以上静止※．

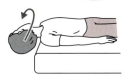

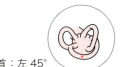

④ 体は③のまま
首を90°左へ回転させる．そのまま30秒以上静止※．

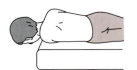

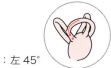

⑤ 45°左を向いたまま体を90°左へ向ける．
（体を起こす）
そのまま30秒以上静止※．

⑥ 45°左を向いたまま手をついて起き上がる．

※誘発された眼振やめまいが消失するまで静止
（文献2を参考に作成）

〈重島祐介〉

第4章 その疾患、運動必要ですよ

6 緊張型頭痛

Point
- 運動療法はコストや副作用の面でデメリットがほとんどなく，薬物治療だけでは十分でないケースもあることから，慢性・反復性の緊張型頭痛にはよい適応です
- 頭頸部筋群，特に後頸筋群や僧帽筋の運動，ストレッチが中心です

　運動療法は，緊張型頭痛に対する予防治療の選択肢の1つとして位置づけられています．予防治療は薬物療法と非薬物療法に大別されますが，抗うつ薬を中心に薬物治療のエビデンスは豊富です．一方，全体として非薬物療法の効果を示した研究は少ないのが現状で，運動療法が疼痛の軽減に効果があるという研究[1]もありますが，ガイドライン上のエビデンスレベルはそれほど高くありません[2]．それでも，コストや副作用の面でデメリットがないこと，薬物治療だけでは効果が不十分な場合があることから，運動療法は慢性または反復性の緊張型頭痛の患者に勧めたい治療法です．

　緊張型頭痛においては，頭頸部筋群の緊張亢進が疼痛誘発のメカニズムの1つとされています．また，VDT（visual display terminal）障害（コンピュータなどのディスプレイを長時間視聴することによって起こる体の不調）に代表されるように，上体を動かさないことが頭痛の要因になります．それらを和らげるために，**側頭筋，後頸筋群，僧帽筋の運動やストレッチが必要**です．僧帽筋は頸椎から胸椎にかけて広い範囲で付着する筋なので，上部をターゲットにする場合は頸椎を側屈させ（**1**），中下部では体の軸を動かさずに上肢を動かすように（**2**），やり方を変える必要があります．

◆ 文献・参考文献

1) Fricton J, et al.：Does exercise therapy improve headache？ A systematic review with meta-analysis. Curr Pain Headache Rep, 13：413-419，2009
2) CQⅢ-9　慢性頭痛の治療法で薬物療法以外にどのようなものがあるか，「慢性頭痛の診療ガイドライン」（日本頭痛学会／監修），pp209-210，医学書院，2013
3)「1日2分の頭痛体操」（坂井文彦／監）
　https://www.jhsnet.org/pdf/zutu_taisou.pdf（2016年5月閲覧）

1 後頸筋群〜僧帽筋群のストレッチ

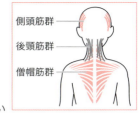

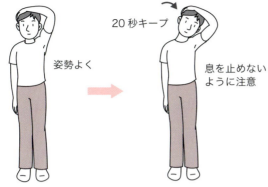

20秒キープ

姿勢よく　　息を止めないように注意

① 頭頂部からやや横にかかるように左手を置く．
② 掌でひっぱるようにゆっくりと頸を左に倒す．反対側も同様に．

2 後頸筋群を伸ばす腕を振る体操

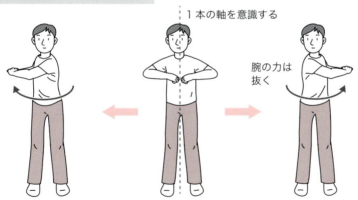

1本の軸を意識する

腕の力は抜く

正面を向き，頭を動かさないように両肩を大きく回す．頸椎を軸として肩を回転させ，頭と首を支えている筋肉をリズミカルにストレッチ2分間行う．

（文献3より転載）

〈喜瀬守人〉

7 腹圧性尿失禁

Point
- 腹圧性尿失禁は，咳やいきみなど腹圧の上昇に伴って尿意を伴わずに失禁するもので，女性の尿失禁の原因として最多です
- 骨盤底筋訓練は，腹圧性尿失禁患者に対する治療の第一選択です
- 肥満のある腹圧性尿失禁患者には，減量のための運動も指導します

　腹圧性尿失禁は，尿道抵抗の低下により腹圧時に膀胱内圧上昇＞尿道抵抗となり，膀胱収縮を伴わずに尿が漏れるものです．具体的には，咳やくしゃみ，笑い，いきみなどの動作が誘因となります．報告にもよりますが，女性の尿失禁の原因のおよそ半分を占めます．

　骨盤底筋体操は腹圧性尿失禁そのものの症状緩和をめざした治療として行われます．骨盤底筋の筋肥大によって，**腹圧時に骨盤底筋を収縮させる強度と収縮のタイミングを向上**させます．効果の点からも，副作用が少ない点からも，**薬物よりも優先するべき治療法**です[1]．指導の方法は，医療職が口頭で行う，パンフレットを渡すなど多様ですが，**運動そのものは肛門と膣を締める動きをくり返させる**もので，大きな差はありません．

　肥満は腹圧性尿失禁に関連する因子であり[2]，食事＋運動療法によって尿失禁の頻度が減少したという報告があります[3]．減量を目的として，運動を勧めるのも選択肢の１つです．

◆ 文献・参考文献

1) 6-1行動療法，6-2薬物療法．「女性下部尿路症状ガイドライン」（日本排尿機能学会・女性下部尿路症状診療ガイドライン作成委員会／編），リッチヒルメディカル，2013
http://minds.jcqhc.or.jp/n/med/4/med0179/G0000653/0001（2016年5月閲覧）

2) Dallosso HM, et al : The association of diet and other lifestyle factors with overactive bladder and stress incontinence : a longitudinal study in women. BJU Int, 92 : 69-77, 2003

3) Brown JS, et al : Lifestyle intervention is associated with lower prevalence of urinary incontinence. The Diabetes Prevention Program. Diabetes Care, 29 : 385-390, 2006

骨盤底筋群を鍛える体操　それぞれ1セット10回，1日2〜3セット

１ 仰向け

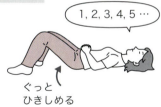

1, 2, 3, 4, 5 …

ぐっと
ひきしめる

① 仰向けに寝て足を肩幅に開いて両膝を立てる．
② 体の力を抜き，肛門と膣を締めて，5秒間静止．
③ ゆっくり力を抜き，また締める．

２ ひじをついて

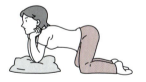

① 床に膝をつき，クッションなどの上にひじを立て，手に頭を乗せる．
② 肛門と膣を締めて，5秒間静止．
③ ゆっくり力を抜き，また締める．

３ いすに座って

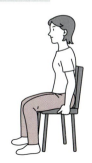

① 床につけた足を肩幅に開き，背筋を伸ばす．
② お腹に力が入らないようにし，ゆっくり肛門と膣を締めて，5秒間静止．
③ ゆっくり力を抜き，また締める．

４ テーブルに手をつく

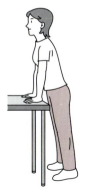

① 足を肩幅に開き，手も肩幅に開いてテーブルにつく．
② 上半身の重みを全て腕に乗せて，背中をまっすぐに伸ばし，肩とお腹の力を抜いて肛門と膣を締めて，5秒間静止．
③ ゆっくり力を抜き，また締める．

〈喜瀬守人〉

第4章 その疾患、運動必要ですよ

8 気管支喘息・慢性閉塞性肺疾患（COPD）

Point
- 喘息では，一般的に水泳やエアロビクスなど，温度と湿度が保たれた環境で行う全身運動が適しているが，種々の条件を検討し総合的に判断します
- COPDの運動療法，リハはすべての患者に推奨されます
- 両疾患の呼吸リハとして，口すぼめ呼吸や腹式呼吸などの呼吸補助，排痰法としてのハフィングと体位ドレナージを指導します

気管支喘息の運動療法とリハ

喘息患者の運動は，心肺機能を高める観点から推奨されます．**運動強度としては，持続的なものより短時間で反復するもの，環境としては気温・湿度とも高めの方が，より適しています**．一般的には，水泳や室内でのエアロビクスが推奨され，ウィンタースポーツや長距離走は避けた方がよいですが，実際には本人の体力や志向，喘息コントロールの状況と理解，周辺環境やサポートから総合的に判断します．

コクランレビューによると，呼吸リハは，症状改善に有効という報告はありますが，全体としては論文の数や質の面でエビデンスの蓄積は十分ではありません[1]．

COPDの運動療法とリハ

GOLD（the Global Initiative for Chronic Obstructive Lung Disease）ガイドラインでは，**すべてのCOPD患者に運動療法とリハを推奨しています**[2]．運動能力の向上，健康関連QOLの改善，入院期間の短縮など，さまざまな効果が実証されています．

運動療法としては，有酸素運動だけではなく，レジスタンストレーニングも症状を改善させる可能性があります．

口すぼめ呼吸は呼気時の気道内圧を高めることにより気道を拡張させます（**1**）．腹式呼吸は，横隔膜や腹筋を利用することで呼吸筋の疲労を防ぎ，呼吸の効率を高めます（**3**）．排痰法は，ハフィング（**2**）や体位ドレ

ナージ（足を高くするなどベッドの角度を変え，排痰を促す）など，自己喀痰排出を促進します．

◆ 文献・参考文献
1) Freitas DA, : Breathing exercises for adults with asthma. Cochrane Database Syst Rev, CD003792, 2013
2) Global Initiative for Chronic Obstructive Lung Disease (GOLD) global strategy on diagnosis, management, and prevention of COPD (2015 update)

❶ 口すぼめ呼吸

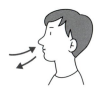

① 鼻から吸う．

② 口をすぼめてゆっくり吐く（吐くときは吸うときの3倍くらいの時間）．

❷ ハフィング

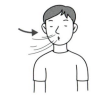 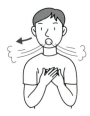

① 「ハッハッ」と声を出さずに勢いよく息を吐く．手で胸を圧迫してもよい．

❸ 腹式呼吸

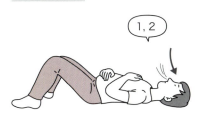

① 膝を立ててお腹と胸に手をあてる．鼻から吸う．お腹が膨らむのを意識する．

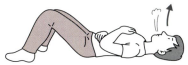

吸うときが1, 2なら吐くときは1, 2, 3, 4．

② 口をすぼめてゆっくり吐く．吸うときの2〜3倍の時間をかける．

〈喜瀬守人〉

第4章 その疾患、運動必要ですよ

9 うっ血性心不全

Point
- 心不全における運動療法には，運動耐容能の改善，左室機能の維持向上，健康関連QOLの改善，長期予後の改善（心不全による入院，総死亡率など）などのエビデンスが示されており，幅広い患者に適応があります
- 心不全の運動処方として，患者に合わせた運動の種類・強度・運動時間・頻度を設定し，適切にモニタリングする必要があります

　心不全の運動療法には，運動耐容能の改善，左室機能の維持向上，健康関連QOLの改善，長期予後の改善（心不全による入院，総死亡率ほか）などのエビデンスが示されており，**基礎疾患，左室機能，自覚症状，β遮断薬の有無などにかかわらず推奨**されています[1]．心不全患者の最高酸素摂取量は左室駆出率とは相関がなく，骨格筋筋肉量とよく相関するというデータもあり，運動による筋力および筋肉量の維持が重要です[2]．

　運動開始前に，運動のリスクを評価します．1週間以内の心不全症状の増悪，閾値の低い心筋虚血，手術適応の重症弁膜症，運動誘発性の重症不整脈などでは絶対禁忌，NYHA Ⅳ度の心不全や高度房室ブロック，運動による自覚症状の悪化などでは相対禁忌です[1]．医師は運動処方を行い，種類・強度・運動時間・頻度を設定します．

　運動の種類としては，**有酸素運動とレジスタンストレーニングが有効**とされています．強度は目標心拍数やボルグ指数を指標にします．目標心拍数はカルボーネン法（下記式）を用いますが，最大心拍数は簡易的に220－年齢で算出し，有酸素運動では運動強度を0.5〜0.7に設定します．

> **目標心拍数＝運動強度×（最大心拍数－安静時心拍数）＋安静時心拍数**

　ボルグ指数は11〜13が目安です（第3章8）．レジスタンストレーニングでは，1RM（1回最大挙上重量）の50％前後の負荷で行います．

　運動時間と頻度は，有酸素運動では1日30〜60分を週3回以上ですが，1日の運動時間を15〜30分×2回に分けても構いません．レジスタンスト

レーニングでは1関節あたり1回の運動が数秒，これを10回前後くり返すのを1セットとして，1日1～3セットを目標にします（❶～❹）．

◆ 文献・参考文献
1）「心血管疾患におけるリハビリテーションに関するガイドライン（2012年改訂版）」
http://www.j-circ.or.jp/guideline/pdf/JCS2012_nohara_h.pdf（2016年5月閲覧）
2）国立循環器病研究センターウェブサイト
http://www.ncvc.go.jp/cvdinfo/pamphlet/heart/pamph102.html（2016年5月閲覧）
3）「知っておきたい循環器病あれこれ102号　心不全のための心臓リハビリと運動療法」（循環器病研究振興財団），2014
http://www.jcvrf.jp/general/pdf_arekore/arekore_102.pdf（2016年5月閲覧）

椅子を使ったレジスタンストレーニング

ゆっくり7回＋1分休憩 ×2～3セット ×4～6動作＝12～30分，週3回
❶～❹ 各1動作とする．❶，❷ は片脚で1動作

❶ ももをあげる（坐位）

❶，❷ とも
片脚で1動作
右脚×7回→
左脚×7回

姿勢よく
息は止めない

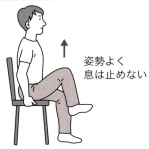

❷ 膝を伸ばす（坐位）

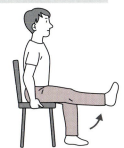

❸ 椅子から立ち上がる

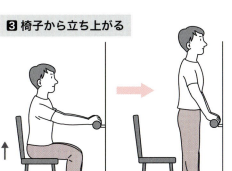

❹ つま先立ち

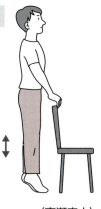

（文献3より改変）

〈喜瀬守人〉

第4章 その疾患、運動必要ですよ

10 転倒予防・骨粗鬆症

> **Point**
> - 転倒とそれに伴う骨折は高齢者にとってADL低下の主要な原因です
> - 転倒にはさまざまな要因があり，多角的なアプローチが必要となります．リハも有効な手段の1つです

　2013年における介護が必要となった主な原因の第4位が転倒・骨折であり[1]，転倒・骨折は高齢者のADL低下に大きく関係していると言えるでしょう．

　転倒にはさまざまな要因があるとされ，大きく外的要因・内的要因にわけられます（表）．

　これらを評価し，それぞれに対応することが転倒・骨折予防につながります．また転倒リスクのスクリーニングには，転倒の既往歴，Timed"Up & Go"Test，Functional Reach，2ステップテストなどがあり，外来で簡単に行えるものです．

表● 転倒要因

内的因子			外的因子
身体的疾患	薬物	加齢変化	物的環境
1. 循環器系 ・不整脈 ・起立性低血圧 ・心不全，虚血性心疾患など 2. 神経系 ・Parkinson病 ・脊髄後索障害 ・末梢性神経障害　など 3. 筋骨格系 ・骨関節炎，慢性関節リウマチ ・骨折・脱臼　など 4. 視覚–認知系 ・白内障 ・屈折障害　など	・睡眠薬，精神安定剤，抗不安薬 ・抗うつ病薬 ・その他の抗精神病薬 ・降圧利尿薬 ・その他の降圧薬，血管拡張薬 ・非ステロイド鎮痛消炎薬 ・強心薬などの心疾患治療薬 ・抗痙攣薬 ・抗Parkinson病薬 ・鉄剤	・最大筋力低下 ・筋の持続力低下 ・運動速度の低下 ・反応時間の延長 ・巧緻性低下 ・姿勢反射の低下 ・深部感覚低下 ・平衡感覚低下	・1～2 cmほどの室内段差 ・滑りやすい床 ・履き物 ・つまずきやすい敷物 ・電気器具コード類 ・証明不良 ・戸口の踏み段 ・不慣れな環境 ・不慣れな場所での障害物

（文献2より引用）

ここでは特にリハの視点からアプローチを考えてみましょう．

転倒予防には，週2〜3日以上の筋力訓練・バランス訓練が有用とされています[3]（**1**）．老人ホーム等に居住する平均73〜88歳の対象者に，種々の運動訓練が行われた研究のメタ解析では，運動によって転倒率は0.90（95％ CI 0.81〜0.99），バランス訓練では0.83（95％ CI 0.70〜0.98）に減少し効果的であったとの報告があります[4]．

◆ 文献・参考文献

1) 厚生労働省ホームページ：平成25年国民生活基礎調査の概況．
http://www.mhlw.go.jp/toukei/saikin/hw/k-tyosa/k-tyosa13/index.html（2016年5月閲覧）
2) 檜皮貴子：高齢者の転倒予防運動に関する研究—先行研究の問題点に着目して—．駿河台大学論叢，42：149-168，2011
3)「骨粗鬆症の予防と治療ガイドライン 2015年版」（骨粗鬆症の予防と治療ガイドライン作成委員会/編），日本骨粗鬆症学会，2015
4) Province MA, et al：The effects of exercise on falls in elderly patients. A preplanned meta-analysis of the FICSIT Trials. Frailty and Injuries：Cooperative Studies of Intervention Techniques. JAMA，273：1341-1347，1995
5)「新・総合診療医学 家庭医療学編 第2版」（藤沼康樹/編），カイ書林，2015

1 フロントランジ（下肢のバランス能力を鍛える）　1セット5〜10回，1日2セット

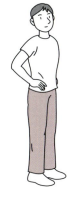

① 腰に両手を添え
脚を肩幅に開いて立つ．
良い姿勢をとる．

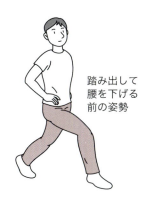

踏み出して
腰を下げる
前の姿勢

② 脚を大きく一歩前に踏み出す．
無理はせず，ぐらつかない
ように注意する．

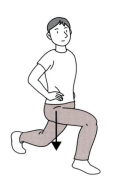

③ 太ももが床と平行に
なるよう腰を落とす．
その後，踏み出した
脚をゆっくり戻す．

〈重島祐介〉

第4章 その疾患、運動必要ですよ

11 運動器不安定症（ロコモを含む）

> **Point**
> - 運動器不安定症は，保険収載された疾患概念で，運動器疾患により閉じこもり，転倒リスクが高まった状態です
> - ロコモティブシンドロームは，より広い概念で，運動器の障害のために移動機能の低下をきたした状態です[2]
> - 運動により移動能力を維持し，要介護の期間を短縮すること，すなわち健康寿命の延伸を図ることは，本人，家族，社会のために非常に重要です

　運動器不安定症の診断基準は，高齢化にともなって**運動機能低下をきたす11の運動器疾患または状態の既往がある**か（表），罹患している者で，日常生活自立度がJまたはAに相当し，運動機能が開眼片脚起立時間15秒未満，または3m Timed Up and Go Test 11秒以上に該当することです[1]。

　一方，ロコモティブシンドロームは，より広い概念で，2007年に日本整形外科学会が提唱しました．**運動器の障害のために移動機能の低下をきたした状態**です．移動能力を維持するために，ロコモーショントレーニング（**1**，**2**）などの運動を日常生活に取り入れて継続するよう，個人のみならず学校，職域および地域へ働きかけることが望まれます．

表● 運動機能低下をきたす11疾患 （文献1より引用）

① 脊椎圧迫骨折および各種脊柱変形（亀背，高度脊柱後弯，側弯など）
② 下肢骨折（大腿骨頸部骨折など）
③ 骨粗鬆症
④ 変形性関節症（股関節，膝関節など）
⑤ 腰部脊柱管狭窄症
⑥ 脊髄障害（頸部脊髄症，脊髄損傷など）
⑦ 神経・筋疾患
⑧ 関節リウマチおよび各種関節炎
⑨ 下肢切断
⑩ 長期臥床後の運動器廃用
⑪ 高頻度転倒者

◆ 文献・参考文献
1) 日本整形外科学会：整形外科／運動器 症状・病気をしらべる「運動器不安定症」
   http://www.joa.or.jp/jp/public/sick/condition/mads.html（2016年5月閲覧）
2) 日本整形外科学会：ロコモ チャレンジ！日本整形外科学会公認 ロコモティブシンドローム予防啓発公式サイト　https://locomo-joa.jp/（2016年5月閲覧）

❶ 片脚立ち

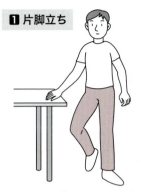

① 転倒しないように，必ずつかまるものがある場所で行う．

② 床につかない程度に，片脚を上げる．

③ 姿勢をまっすぐにする．

④ 支えが必要な人は，十分注意して，机に両手や片手をついて行う．
指をついただけでもできる人は，机に指先をついて行う．

左右1分間ずつ，1日3回行う

（文献2より転載）

❷ スクワット

深呼吸するペースで5〜6回，1日3セット

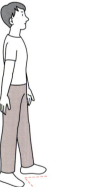

膝はつま先より出ない

机に手をつかずにできる場合は手を机にかざして行う

30°ずつ開く　　つま先は30°ずつ開く

① 肩幅より少し広めに足を広げて立つ．つま先は30°くらいずつ開く．

② 膝がつま先より前に出ないように，また膝が足の人差し指の方向に向くように注意して，お尻を後ろに引くように身体をしずめる．

③ スクワットができないときは，イスに腰かけ，机に手をついて立ち座りの動作をくり返す．

（文献2より転載）

〈小嶋秀治〉

第4章 その疾患、運動必要ですよ

12 老年症候群・フレイル

> **Point**
> - 老年症候群が閉じこもりのきっかけとなります．閉じこもりは，週1回も外出しない状態とされており，身体的・心理的・社会的要因が重なって起こります
> - 閉じこもりは，要介護，寝たきり，認知症，死亡率上昇のリスク因子です
> - ICFに基づいて，その方の活動目標に沿った運動療法を行うことが，参加の機会を増やすことにつながれば理想的です

老年症候群・閉じこもりの運動療法

　老年症候群とは，高齢者に多く見られ，医師の診察だけではなく，看護や介護が必要な症状や徴候の総称です．代表的なものとしては，摂食・嚥下障害，体重減少，関節・体の痛み，圧迫骨折，認知機能障害，うつ，難聴，めまいなどがあげられます．老年症候群は閉じこもりを生み，閉じこもりがさらに老年症候群を生みます．閉じこもりは，週1回も外出しない状態とされており，身体的・心理的・社会的要因が重なって起こります[1]．膝関節痛で歩きたくないとか，抑うつ気味だとか，エレベータのない団地の5階に住んでいるといったものです．「外出しなくても，家の中できちんと生活できて本人が困っていないのであれば別に介入する必要もないのではないか」という言葉を聞くことがありますが，本当にそうでしょうか？閉じこもり高齢者を追跡調査した研究では，**閉じこもりが，要介護，寝たきり，認知症，死亡率上昇のリスク因子である**[2]ことがわかっています．

　運動は閉じこもりの防止だけでなく，高齢者の生命予後をよくするために有効とされています[2]．では，どんな運動をすればよいのでしょうか？デイサービスや，自治体主催の集団体操等に参加できればよいですが，閉じこもり状態にある人はそもそも，出かけていくことへのハードルがとても高いのです．閉じこもり高齢者に対する有効な介入は明確ではありませんが，ICF（国際生活機能分類）に基づき，その方の活動目標に沿った運動療法を行うことが，参加の機会を増やすことにつながれば理想的です．

自宅で，一人でも簡単に行えること，続けることが重要である．

❶ つまさき立ち　　1セット 10〜20回，1日 3セット

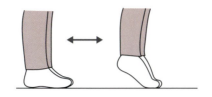

歩行に重要なふくらはぎの筋肉をきたえる．

❷ 立位のももあげ　　1セット左右1回ずつを 10回，1日 3セット

ぐらつく場合は
テーブルなどに
手を添えてもよい

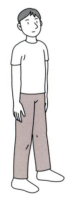
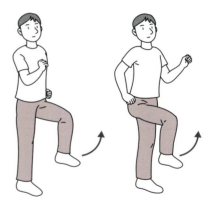

① 背筋を伸ばし，手はおろす．
　 肩幅に開いて立つ．

② 床と大腿部が平行になるよう
　 膝を持ちあげる．
　 足踏みの要領で左右交互に
　 あげる．

（文献3を参考に作成）

表● Friedらのフレイルの診断基準

①意図しない体重減少 （unintentional weight loss）	過去1年で10ポンド（約4.5 kg）または前年度体重の5％以上の減少
②主観的疲労感 （self-reported exhaustion）	何をするのも面倒，何かをはじめることができない，と週に3〜4日以上感じる
③筋力（握力）の低下 〔weakness（grip strength）〕	性別とBMIごとでの下位20％未満
④身体能力（歩行速度）の減弱 （slow walking speed）	15フィート（約4.57 m）を歩く速度が，年齢と身長ごとでの下位20％未満
⑤日常生活活動量の減少 （low physical activity）	1週間あたりの消費エネルギー量下位20％未満 （男性383 kcal/週，女性270 kcal/週）

上記の5項目中3項目以上該当すればフレイル，1〜2項目を前フレイル（Intermediate frailty status）
（文献5より引用）

フレイル

　老年症候群に含まれる重要な概念の1つにフレイルがあります．フレイル（frailty）とは，加齢のために身体機能を支える恒常性維持機構の低下により，ストレスに抗う力が低下し健康障害に対する脆弱性が高まった状態です．従来は虚弱や脆弱と呼ばれていましたが，2014年に日本老年医学会が「フレイル（frailty）」と呼ぶことを提唱しました．フレイルには認知機能低下，軽度認知障害，抑うつ状態などの精神心理的フレイルや，経済的困窮，社会的孤立，孤食，外出機会が少ないなどの社会的フレイルもありますが，ここでは主に身体的フレイルについて述べます．ただし，精神心理的フレイルや社会的フレイルが身体的フレイルの主な原因となっていることもあるため，完全に切り離して考えることはできません．

　フレイルとは，基本的ADL（BADL：食事，整容，更衣，排泄，移動，入浴）が自立している状態と考えます．BADLに介助を要する場合には，障害（disability）としてフレイルとは区別します．後期高齢者では，フレイルから肺炎，骨折，手術などをきっかけとして廃用症候群となることが少なくありません．そのため，フレイルの段階での発見と予防的な対応が重要です．

　身体的フレイルは運動，タンパクエネルギー補給，ビタミンD，多剤内服時の内服薬減少といった介入によって，潜在的に予防および治療するこ

とができます[4]．そのため，70歳以上のすべての高齢者と慢性疾患により有意な体重減少（5％以上の体重減少）を認めるすべての方に，フレイルのスクリーニングを行うべきとされています[4]．身体的フレイルの診断基準は多数存在します．その中で最も有名なものは，Friedらの診断基準です(表)[5]．

　フレイルの中核要因は，低栄養とサルコペニアです．Friedらのフレイルサイクルには，栄養摂取量低下→体重減少→サルコペニア→基礎代謝量低下→総エネルギー消費低下というサイクルと，サルコペニア→筋力低下→歩行速度低下→活動量低下→総エネルギー消費量低下のサイクルがあります[5]．これらの悪循環が続くと，フレイルからBADLの障害に進行しやすくなります．そのためフレイルの予防治療には運動療法が重要です．

　高齢者では，身体要因（口腔，摂食嚥下機能低下，併存疾患），精神要因（認知症，うつ病），薬剤要因（併存疾患による多剤内服，薬剤副作用），社会要因（独居，介護不足，経済的問題）のため，食事摂取量が少なくなりやすい傾向にあります．そのため，フレイルの予防と治療には，栄養評価と栄養改善が重要です．

◆ 文献・参考文献

1）安村誠司：高齢者の閉じこもりと介護予防の課題．ダイヤニュース，64：3-6，2011
2）中野匡子，他：地域高齢者の健康習慣指数（HPI）と生命予後に関するコホート研究．日本公衆衛生雑誌，53：329-337，2006
3）「リハ・ケアスタッフ必携 実践！ロコモティブシンドローム―自分の足で歩くためのロコトレ 第2版」（中村耕三／著），三輪書店，2014
4）Morley JE, et al：Frailty consensus：a call to action. J Am Med Dir Assoc, 14：392-397, 2013
5）Fried LP, et al：Frailty in older adults：evidence for a phenotype. J Gerontol A Biol Sci Med Sci, 56：M146-M156, 2001

〈石川美緒，若林秀隆〉

13 サルコペニア肥満

> **Point**
> - サルコペニア肥満とは加齢に伴う筋肉量の減少に肥満を合併した病態です
> - サルコペニア肥満の予防・改善には筋力トレーニング，有酸素性運動，適切な食事が必要です

サルコペニアは，加齢に伴う筋量の減少，もしくは筋力の低下のことをいい[1]，サルコペニア肥満とは，サルコペニアに加えて体脂肪の過剰な蓄積（肥満：obesity）を併せもつ状態を示す言葉ですが[2]，まだコンセンサスを得られた診断基準はありません．

田辺らの研究によれば[1]男女とも60歳以降にサルコペニア肥満が増えはじめ，70歳以上では男女でそれぞれ26%，28%にのぼることが示されています．サルコペニア肥満は生活習慣病のリスク因子となることが指摘されており[1]，また高齢者の機能障害，施設入所，死亡のリスクを増加させる[2]ともいわれます．

高齢期におけるサルコペニア肥満の改善・予防には，筋力トレーニングで筋量と筋の質を維持・増進することを前提に，有酸素性運動と適切な食事摂取で脂肪を減少させることが有効です[1]．つまり肥満の人のなかには単にやせることをめざすのではなく，栄養をとり筋肉量を増やしながらやせる必要のある人がいます．肥満の人をみたら，それがサルコペニア肥満ではないか，注意しましょう．

運動療法では有酸素性運動と筋力トレーニングの併用が重要です（❶，❷）．筋力トレーニングは主観的運動強度12～13の「ややきつい」の運動強度で，1セット10～15回を2～3セットします[3]．頻度は週2～3回，少なくとも48時間以上の間隔をあけて行います[3]．

◆ 文献・参考文献

1) 田辺 解，久野譜也：サルコペニア肥満と運動．体育の科学，63：359-365，2013
2) Bouchonville MF & Villareal DT：Sarcopenic obesity：how do we treat it？ Curr Opin Endocrinol Diabetes Obes, 20：412-419, 2013

3）「運動処方の指針 原書第6版」（アメリカスポーツ医学会/編，日本体力医学会体力科学編集委員会/監訳），南江堂，2001
4）「高齢者体力向上トレーニングマニュアル」（北海道保健福祉部高齢者保健福祉課），2004
http://www1.bbiq.jp/care/kaigoyobou/koureisyakaigoyoboutrainingu.pdf（2016年5月閲覧）
5）若林秀隆：サルコペニア肥満と栄養．体育の科学，63：366-371，2013

❶ エルゴメーター

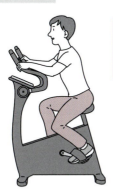

頻度：週3回以上
強度：早歩き程度
時間：週に150分以上
運動：心拍を持続的に上昇させる

❷ 立ち上がりスクワット　1セット10回，2〜3セット

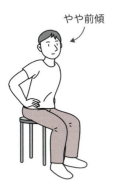

やや前傾

① 姿勢よく座り，両足を肩幅程度に開き，つま先を約30°程度開く．両手は腰にあてる．

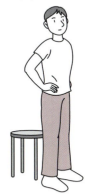

② 立ちあがり，その後，ゆっくりと座って元の姿勢へ．
①②で1回とする．

〈重島祐介〉

第4章 その疾患、運動必要ですよ

14 糖尿病

Point
- 有酸素運動はすべての糖尿病患者に勧められます
- レジスタンストレーニング（＝筋トレ）も有効です
- 糖尿病患者での禁忌と注意事項を押えて指導します

糖尿病では，生活習慣の改善が非常に重要です．米国糖尿病学会（ADA）と米国スポーツ医学会（ASCM）が2010年に出した合同声明[1]では，週に3回以上，合計150分以上の有酸素運動と，週2〜3回のレジスタンストレーニングを推奨しています．日本糖尿病学会は，少なくとも週3〜5回中強度の有酸素運動を20〜60分間行うことを推奨しています[2]．

運動療法については，血糖の改善などの代理アウトカムだけでなく，心血管疾患を減らし，予後を改善し，糖尿病患者のQOLを改善するという**真のアウトカムを改善する**エビデンスが蓄積されてきています．

ただし，糖尿病患者であるために注意すべき点があります（**表**）．**運動が禁忌となる場合や，合併症が懸念される場合があるため十分注意しましょう．**

有酸素運動

有酸素運動の運動処方では，頻度，強度，時間，運動のタイプを指示します．ADAとACSMでは，最低**週3回**の頻度で，最大酸素摂取量の**40〜60％の強度**で（早歩き程度），**週に150分以上**の時間，早歩きその他の心拍を持続的に上昇させるタイプの運動を行うことを推奨しています．

レジスタンストレーニング❶

ADAとACSMをもとにした運動処方は，週2〜3回の頻度で，中〜高強度で，主要な筋群を含む5〜10種類の筋力トレーニングを，1セット10〜15回ずつ，1〜4セット程度行う，という内容です．

表 ● 糖尿病患者における運動療法の禁忌・注意事項

血糖	≧ 250〜300 mg/dL：尿ケトン＋なら運動は中止，尿ケトン−なら注意深く運動可 ＜ 100 mg/dL ：20〜30 g の糖を摂取して運動する 100〜250 mg/dL ：運動推奨
末梢神経障害	下肢の視診を毎日行い，潰瘍がないか確認．潰瘍がなければ下肢に負荷のかかる運動も可能．靴に注意
自律神経障害	心拍数・血圧の異常や低血糖が起きやすく注意が必要
網膜症	コントロールされていない増殖性網膜症では，強度の高い運動は禁忌
腎症	血圧高値を避ける（バルサルバ動作など息をこらえる運動を避ける）
全般	糖尿病患者カードを携帯する，低血糖時用のブドウ糖を携帯する，水分摂取を励行する，高温や直射日光下での運動を避ける

（文献3より作成）

◆ 文献・参考文献

1）Colberg SR, et al：Exercise and type 2 diabetes：the American College of Sports Medicine and the American Diabetes Association：joint position statement. Diabetes Care, 33：e147-e167, 2010
2）「科学的根拠に基づく糖尿病診療ガイドライン2013」（日本糖尿病学会/編），南江堂，2013
3）Brawner CA, et al：Exercise Prescription for Patients with Diabetes.「ACSM's resource manual for guidelines for exercise testing and prescription」（American College of Sports Medicine），pp661-681, Lippincott Williams & Wilkins, 2013

---

1 ダンベル・坐位　　1セット10回，1日2〜3セットを目安に

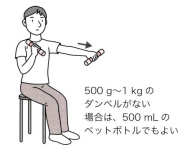
① 前方へ肘伸展．

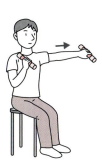
② 側方へ肘伸展．

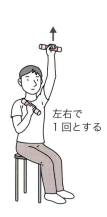
③ 上方へあげる．

〈濱井彩乃〉

第5章

もっとリハを学習したい人へ

1 総合診療/家庭医療 （ジェネラリズム）とリハの親和性

> **Point**
> - 総合診療/家庭医療とリハビリテーションは，ともに
>   - 全人的に個人を捉える
>   - 個人を環境のなかの個人，環境との相互作用，相対的な存在として捉える
>   - ともに salutogenesis based discipline であり，salutogen（健康因），促進因子を意識的に考慮する
>
> という点で，きわめて類似している

　総合診療/家庭医療的な視点，考え方の枠組みのことをジェネラリズム[1]（generalism/medical generalism）と呼びますが，これは後述するように，きわめてリハの考え方と類似しています．ここではその類似点を指摘し，ジェネラリズムを学ぶことによるリハ診療へのよい影響，リハの枠組みを知ることでのジェネラリズム実践への貢献について述べます．

1 総合診療/家庭医療の理論的基盤

　ジェネラリズムについては，さまざまな特徴，コアとなる考え方，方法論が多数ありますが，ここでは，特にリハの考え方と親和性の強い，以下のモデルを紹介します[2]．

　①BPSモデル（biopsychosocial model，生物心理社会モデル（Engel, 1977）[3]）
　②患者中心の医療の方法（PCCM：patient centered clinical method（Stewart, 1995））
　③家族志向性プライマリ・ケア（FOPC：family oriented primary care（McDaniel, 1990））

1）BPSモデル

- システムアプローチ（個々の要素とそれらが有機的につながった全体の両方を同時に扱う概念モデル）をもとにしている

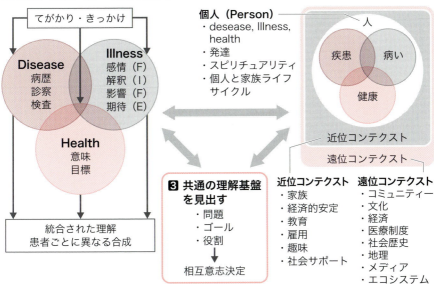

図● 患者中心の医療の方法 patient-centered clinical method（PCCM）
（文献4，5より）

- すべての要素はそれだけで全体であると同時に部分である
- 統合モデルであるとともに階層モデルである
- 生物的要素（bio），心理的側面（psycho），社会的側面（social）のすべての要素と，それらの相互作用を全体として捉える視点を常にもつ

2）患者中心の医療の方法（図，表1）[4]

- 1995年のStewartらによって提示．精神科，心理療法等の臨床モデルをヒントに開発された
- 効果が証明されており，PCCMの実践自体がエビデンスに基づいた診療（EBM）を行うこととなる（**MEMO**, p255）

表1 ● PCCMの4つの要素

① 健康，疾患，病いの経験を探る
② 全人的に理解する
③ 共通の理解基盤を見出す
④ 患者―医師関係を強化する

- 実践の際に，図・表1に示す4つの要素の順番は規定されない．それぞれの要素を考慮していれば，その医師―患者ごとに合わせた手順でよい

　最終的な目標は，医師と患者が医療，ケアに求めるものを，①**健康，疾患，病いの経験を探る作業**と，②**全人的に理解する作業**を踏まえて，問題，ゴール，役割に関して③**共通の理解基盤を見出し**，共通の理解基盤をもとに，双方の納得，満足のいく医療，ケアを進めていくことですが，その過程で，さまざまな手法を用いて④**患者－医師関係を強化**することを忘れずに行うことも，強調されています．

　言い換えると，[④患者―医師関係の強化]を駆使して[③共通の理解基盤を見出す]ことを達成するのですが，そのために欠かせないのが，患者さんを「全体的に把握する」ことであり，そのための手法，モデルが，[①健康，疾患の病いの経験を探る]，[②全人的に理解する]の要素です．

3）家族志向性プライマリ・ケア（family oriented primary care）

- すべてのケアにおいて，家族の存在を念頭に診療を行う（その実践のレベルは5段階あるとされる）
- 患者は家族と常に相互作用を及ぼし合っているという前提で家族としてのシステムや家族内力学（family dynamics）を考慮して，**家族をユニットとして捉える**

2 リハの基礎となる考え方 〜ICFと，ジェネラリズムの共通点・類似点

　リハの全体像や詳細は本書全体に譲りますが，その基本的枠組みとして，ICF（第2章7）があります．その根本的考え方は表2の4点であるとされ

表2 ● ICFの根本的原理

汎用性 (universality)	健康状態や身体的，文化的，社会的文脈に関係なくICFは使用可能であるべき．誰しもある程度の「不都合（disability）」は経験しうるので，すべての人の機能と障害を考慮すべきであり，ICFは障害のある人を別の集団として分離，区別するために作成されたのでもなく，使用されるべきではない
等価性と病因的中立性 (parity and aetiological neutrality)	病因（身体疾患や精神疾患）によって障害を区別しない
中立的立場 (neutrality)	ICFが機能と障害のよい面も悪い面も両方捉えるために使えるよう，可能な限り中立的な用語を使用する．病態への意識から機能という枠組みへのシフトにより，すべての健康状態を，同じ測定方法で比較できる土俵に落とし込む．さらに，診断名のみで「参加」の程度を推測することはできない，ということを明言
環境の影響 (environmental Influence)	機能と障害の科学的理解において，環境因子〔物理的因子（気候，地形，建物など）～社会的因子（文化，法律など）まで〕との相互作用は不可欠であると考える

（文献6より引用）

表3 ● PCCMとICFにおける共通要素

ICFでの表現	PCCMでの表現
健康状態	疾病（disease）
心身機能・身体構造	疾病（disease）
活動	健康（health），病い体験（Illness）
参加	健康（health），病い体験（Illness）
環境因子	近位，遠位コンテクスト
個人因子	個人（person）

ています[6]．ICFと前述のBPSモデル，PCCM，FOPCについて，提示する枠組みや使われる用語は異なれど，その考慮する要素や視点はきわめて類似しているといえます（**表3**）．

ICFとジェネラリズムの考え方について以下に3点ほど共通点をあげます．

1）全人的な理解，評価，生活のなかで捉える，コンテクストを診る

WHOによれば，ICFそのものがBPSモデルに基づいている，という記載があります[7]．

ICFもBPSモデルも，PCCMも，FOPCも**個人を全体としてみる**（主観

的側面も考慮，身体的側面も精神的側面も考慮），個人とその周囲の環境を一体として捉える，環境における個人として捉える（家族，社会，環境）という視点が一貫しています．

　次項で述べますが，それらはシステムとして常に相互作用を及ぼし合っており，独立して考慮することが不可能なのです．

2) 障害，問題を，環境との相互作用で考える，相対的に捉える，システム的に捉える

　WHOのICFについての説明のなかで，「障害とは，個人の身体におけるレベルと社会的現象のレベルの両方における，複雑な現象である．障害とは，常に，個人の特徴と，個人が生活する全体の文脈（コンテクスト）の相互作用である（例外を除く）．言い換えると，障害に付随する問題へは，医学的な対応と社会的な対応の両方が適切であり，片方の介入を完全に否定することはできない」[7]とあります．

　例えば近視であることは個人の問題であり，そのままでは視力障害者ですが，眼鏡やコンタクトの存在により，日常は不都合なく過ごせています．完全に車椅子の生活に最適化された家屋の中ではなんの不都合もない対麻痺の患者も，エスカレーターやエレベーター，リフトのない駅では身動きが取れません．しかし，周りの人が手を貸してくれることで自由になれます．高いところにある物を取る場合も，背の低い人にとっては困難でも，踏み台があったり，背が高い人に頼んだりすれば簡単に届きます．**機能と障害は環境との関係性によって相対的に決まるのです**．

　医学的に治療可能，軽減可能な病態は治療をすることで，それが不可能な場合は，装具や，環境調整，周囲の理解やサポート，法整備によって，またその両方によって障害は軽減され，機能は拡大します．

　同様に，家族のなかでの個人，家族や社会との相互作用のなかにおかれた個人を診るという視点をもつジェネラリストは，喘息発作が頻回の小児に対して，投薬の強化をするだけでなく，家族内に喫煙者があればそこへのアプローチを，2つも3つも仕事を掛け持ちしなければ生活ができないため，十分に子供のケアをする時間が取れないシングルマザーであれば，医療ソーシャルワーカーと連携し，制度面からのサポートを探します．糖尿病にしても，誰が食事をつくっているのか，運動をする環境はあるのか，仕事のストレスでうつ状態の手前のため生活改善や内服がおろそかなのか

などの精神面や社会面の評価，介入を無視することはできません．怪我の療養にしても，自分で処置ができるのか，同居者がいるのかを考慮せずに最適のケアは提供できません．

　身体の一部を機械の部品のように取り出してそこだけ修理，交換をすれば元通りになるわけではなく，家族や環境との相互作用は常に生じうるものであり，個人をケアするにあたり，それらを無視してその個人だけを取り出して治療をしても，うまくいくはずがありません．

3) salutogen（健康因）を考える，促進因子を考慮する

　salutogenとは，Antonovsky（1923～1994）によって提唱された用語と概念[8]で，ラテン語で健康を表すsalusと，ギリシャ語で源（origin）をあらわすgenesisからきています．彼は，健康と病いは境界線が明確なものではなく，一連の継続した軸の両端であり，健康の方へ導こうとする力（salutogen）と逆の力（pathogen）との綱引きのなかで，ひとは，健康，不調，中立の状態のどれかに規定されると考えました．この概念は，総合診療とリハの類似性を考えるうえで，絶対に無視できないものです．

　従来のほとんどの専門領域が疾患へのアプローチを病因モデル（pathogenesis）に基づいて行っています．これは，何らかの理由（炎症，感染，変性，出血，腫瘍など）によって健康が阻害されているから，それを除去や補正すれば元に戻るという考え方で，マイナスをゼロに戻すアプローチです．病因モデルによる治療を基本スタンスとした場合，その病因が取り除けない場合，医療にできることはない，ということになります（つまり，医療の敗北）．その典型例が，進行癌や不可逆性の後遺症，そして老化です．それらは進行，増大することはあれど，よくて現状維持です（老化以外）．

　一方，病因モデル（pathogenesis）による閉塞感を打開する概念が健康因モデル（salutogenesis）です．

　治せない，除去できない病因（pathogen）はそれとして，それを上回る健康因（salutogen）を処方，追加することで，相対的なマイナスを減らし，あわよくばプラスへもっていこうとする考え方です．

　ICFにおける，参加がそれにあたりますし，介護予防におけるパワーリハ，日常のケアにおいては，ユーモアや音楽，旅行や温泉，美味しいものを食べる，気のおけない友人とのひととき，孫や家族との交流などが健康

因（salutogen）にあたります．予防接種や，病気の治療が目的ではない体力づくりや健康な食生活もそれにあたります．老年医学におけるCGA（comprehensive geriatric assessment，高齢者総合的機能評価）も同じ考え方です．病因が無視できないレベルになってからそれを上回る健康因を獲得するという考え方だけでなく，先に十分な健康因を獲得しておけば，多少の病因による侵襲にもビクともしないというわけです．長所を徹底的に伸ばせば，短所もカバーできるという考え方です．先述のPCCM（表1）では要素①の健康（health）の部分の考慮がそれにあたります．

　従来のpathogenesis based disciplineに対して，プライマリ・ケア（総合診療/家庭医療），リハ，緩和ケア，東洋医学，老年医学などは，代表的なsalutogenesis based disciplineと考えられています．

　ですからわれわれは，従来の医学（pathogenを同定し除去，修正する）の思考だけにとどまらず，むしろ，どのようなsalutogenの追加，促進が行えるか，を常に意識した診療が大切なのです．

4）総合診療/家庭医療の理論的基盤とリハに大きな違いはあるか？

　以上より，ジェネラリズムとリハの考え方に視点としての違いはないと考えます．ただし，リハという限定された領域に適用されるのに対し，総合診療はより広い分野を扱っているという程度でしょうか．

3 おわりに～ジェネラリズムとリハ，両者の視点で理解を深める

　リハを理解するうえで，ジェネラリズムの理解が助けとなります．また，ジェネラリズムの実践において，リハの視点をもつことはきわめて効果的な手段です．

　どちらにおいても，その個人から疾患や障害を切り離さず，どのような人がその疾患や障害をもっているのか（個人の考え，期待，健康観，価値観，性格など），どのような環境，状況のなかでその個人が位置づけられるのか，そして，疾病や障害の軽減，除去が不可能な時点で，医療者にできることはないと考えるのではなく，環境や個人因子の調整，健康因の付加や促進により，「相対的に」その負担を軽減することができるのではないかと考えることがきわめて重要と言えます．

　疾患や病因よりも，どのような状況におかれたどのような患者が病んで

いるのかがより重要であることを，すでに100年近く前に，以下のように説いているオスラーの慧眼には，ただ，感心させられるばかりです．

> "It is much more important to know what sort of a patient has a disease than what sort of a disease a patient has."
> Sir William Osler（1849～1919）
> 「患者がどのような疾患をもっているかよりも，どのような患者が疾患をもっているのかを知る方がはるかに重要なのだ」[9]

PCCMのエビデンス

PCCMは「患者中心の医療」のような，定義が不確実なスローガンではなく，明確に定義づけられた臨床の方法論であり，その実践により，患者中心のコミュニケーション/診療の過程を促進・改善する，患者のアドヒアランスを改善する，健康アウトカムを改善する，費用が軽減されるといった科学的根拠が認められています．PCCMの実践自体が，EBMの実践なのです．

◆ 文献・参考文献

1）「Medical generalism：Why expertise in whole person medicine matters」(Howe A, et al)，Royal College of General Practitioners, 2012

2）「新・総合診療医学 家庭医療学編 第2版」(藤沼康樹/編)，カイ書林，2015

3）Engel GL：The need for a new medical model：a challenge for biomedicine. Science, 196：129-136, 1977

4）岡田唯男：一目で分かるPCCM：患者中心の医療の方法．2014
http://ja.scribd.com/doc/256423518（2016年5月閲覧）

5）Stewart M, et al：Patient-Centered Medicine：Transforming the Clinical Method. Third Edition, Radcliffe Publishing, 2014

6）National Center for Health Statistics：The ICF：An Overview
http://www.cdc.gov/nchs/data/icd/icfoverview_finalforwho10sept.pdf（2016年5月閲覧）

7）Towards a Common Language for Functioning, Disability and Health：ICF. The International Classification of Functioning, Disability and Health. World Health Organization, 2002
http://www.who.int/classifications/icf/training/icfbeginnersguide.pdf（2016年5月閲覧）

8）「Health, Stress and Coping」(Antonovsky A)，Jossey-Bass, 1979

9）Life in the Fastlane：Sir William Osler quotes or Oslerisms.
http://lifeinthefastlane.com/resources/oslerisms/（2016年5月閲覧）

〈岡田唯男〉

第5章 もっとリハを学習したい人へ

2 リハ科専門医の専門性

> **Point**
> - リハ科専門医の特徴はすべての障害を対象とすること，障害の専門的治療技能を持つこと，リハを主導することです
> - 専門性を考慮しなければいけないこと自体がリハ科と総合診療科の専門性です

1 リハ科と総合診療科の専門研修

　まずはリハ科専門医の専門性について，主に総合診療専門医と比較しながら客観的に紹介します．リハ科の専門研修プログラム整備基準には，領域専門制度の理念として以下のように記載されています[1]．

　『リハビリテーション科専門医は「病気，外傷や加齢などによって生じる障害の予防，診断，治療を行い，機能の回復並びに活動性の向上や社会参加に向けてのリハビリテーションを担う医師」である．リハビリテーションは，医師，医療スタッフ，関連職種がチームを組み，患者さんを中心としてその生活機能を高め，また，生活環境・地域社会に働きかけて，全人的な生活の質を高めるために遂行される．そのため，リハビリテーション科専門医は，障害に対する専門的治療技能と幅広い医学知識・経験を持ち，他の専門領域と適切に連携するチームリーダーとしてリハビリテーションを主導しなければならない．リハビリテーション科専門医制度は，リハビリテーション医学・医療に関する専門的な知識や技能を有し，専門医として患者さんから頼られる資質・行動力を有する医師を育成，教育し，国民が受けることのできるリハビリテーション医療を向上させ，さらに障害者を取り巻く福祉分野にても社会に貢献するための制度である』[1]．一方，総合診療専門医の専門研修カリキュラム案では，到達目標として6つのコアコンピテンシーがあげられています（表1）[2]．

　両者を比較すると，「病気，外傷や加齢などによって生じる障害の予防，診断，治療を行い，機能の回復並びに活動性の向上や社会参加」[1]を担う医

表1 ● 総合診療専門医 専門研修カリキュラム[2)]

到達目標：総合診療専門医の6つのコアコンピテンシー	
1. 人間中心のケア	1) 患者中心の医療 2) 家庭志向型医療・ケア 3) 患者・家族との協働を促すコミュニケーション
2. 包括的統合アプローチ	1) 未分化で多様かつ複雑な健康問題への対応 2) 効率よく的確な臨床推論 3) 健康増進と疾病予防 4) 継続的な医療・ケア
3. 連携重視のマネジメント	1) 多職種協働のチーム医療 2) 医療機関連携および医療・介護連携 3) 組織運営マネジメント
4. 地域志向アプローチ	1) 保健・医療・介護・福祉事業への参画 2) 地域ニーズの把握とアプローチ
5. 公益に資する職業規範	1) 倫理観と説明責任 2) 自己研鑽とワークライフバランス 3) 研究と教育
6. 診療の場の多様性	1) 外来医療 2) 救急医療 3) 病棟医療 4) 在宅医療

師」という点では，リハ科専門医と総合診療専門医は同じと考えます．主に「リハを担う」か「患者・家族を担う」かという立場の違いが異なる点です．ただし，リハ科専門医も「患者・家族を担う」ことがあり，総合診療専門医も「リハを担う」ことがあります．

また，「障害に対する治療技能と幅広い医学知識・経験を持ち，他の専門領域と適切に連携するチームリーダー」[1)]という点でも，リハ科専門医と総合診療専門医は同じと考えます．リハ科専門医が総合診療専門医と異なるのは，障害に対する専門的治療技能をもつこと，リハを主導しなければならないことの2点です．

一方，総合診療専門医の6つのコアコンピテンシーである，人間中心のケア，包括的統合アプローチ，連携重視のマネジメント，地域志向アプローチ，公益に資する職業規範，診療の場の多様性は，すべてリハ科専門医にも必要なコンピテンシーと考えます．各コンピテンシー内の項目は総合診療専門医とリハ科専門医で異なりますが，両者の共通点は多いです．

若手家庭医に対する質的研究[3]では，リハ科専門医が守備範囲とする内容として以下の項目が抽出されました．リハ診断学（電気生理学的診断，病理診断），神経ブロック療法，外傷性脳損傷，脊髄損傷，二分脊椎，脊髄小脳変性症，多発性硬化症，筋萎縮性側索硬化症，多発性神経炎，ポストポリオ症候群，末梢神経損傷，筋ジストロフィー，四肢切断，末梢循環障害，熱傷，スポーツ障害，性機能障害，運動学，生体力学です．一方，家庭医に求められるリハ関連の内容には，身体的治療とリハとの並行や継続性，時間の制約，緊張型頭痛や生活習慣病の運動療法がありました．

　以上より，リハ科専門医のみに特徴的なことは，**すべての障害を対象とすること**，**障害に対する専門的治療技能をもつこと**，**リハを主導すること**です．これらはリハ科専門医の専門性の一部といえます．しかし，これだけがリハ科専門医の専門性とはいえません．リハ科専門医と総合診療専門医の専門性の多くは重複しています．

2 リハ科専門医とサブスペシャリティ

　総合診療専門医とリハ科専門医の専門性はかなり重複しているため，総合診療専門医はリハをサブスペシャリティにしやすいですし，リハ科専門医としても歓迎します．ただし，ここでいうリハはすべての障害を対象としたリハではなく，総合診療専門医が診療する機会の多い障害を対象としたリハを主としたものになります．

　リハ科専門医は「整形外科医」「神経内科医」「脳神経外科医」と誤解されることが今でもあります．つまり，整形外科や神経内科のサブスペシャリティの1つと解釈されていることがあります．もちろん「整形外科医」が運動器リハをサブスペシャリティにすること，「神経内科医」「脳神経外科医」が脳血管疾患リハをサブスペシャリティにすることは歓迎します．また，「整形外科医」「神経内科医」「脳神経外科医」がリハ科専門医に転科することも歓迎します．

　しかし，リハ科専門医の業務は運動器リハのみもしくは脳血管疾患リハのみではありません．臓器別にみると運動器リハや脳血管疾患リハ以外に，呼吸・心臓・腎臓・肝臓の内部障害リハ，がんや熱傷後のリハ，脳性麻痺や二分脊椎などの小児リハ，切断後の義肢リハ，重症疾患のICUリハ，廃用症候群のリハ，摂食嚥下障害や排泄障害のリハ，障害予防のリハなどが

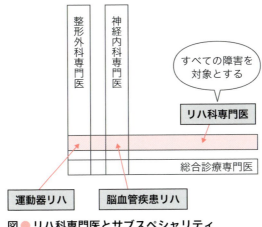

図 ● リハ科専門医とサブスペシャリティ

あります（図）．つまりリハ科専門医は，他科のサブスペシャリティではありません．実際，リハ科専門医は日本専門医機構の基本領域の1つです．

3 私の経験からみたリハ科の専門性

リハ科専門医の専門性を考えるうえで，私の経験が多少は参考になるかもしれません．ここからは主観的ですが，私の経験からみたリハ科の専門性について紹介します．

1）リハ科選択の理由

私は医学生時代「病気より病人をみる」医師になりたいと考えていました．一定以上の意識があれば，何科でも「病気より病人をみる」医師になれます．しかし，臓器別診療科の場合，油断すると「病人より病気をみる」医師になりがちです．

一方，リハ科の場合，ICF（当時は国際障害分類：ICIDH）で全人的に障害を評価するというステップが診療の最初にあります．そのため，特に意識しなくても「病気より病人をみる」ことができます．これがリハ科医師になることを決めた理由の1つです．体系的に「病気より病人をみる」ことができる科は，リハ科と総合診療科です．

2）アイデンティティの危機

　卒後6年目にリハ科専門医を取得しました．その後，日本プライマリ・ケア学会（現在は日本プライマリ・ケア連合学会）の認定医も取得しました．リハ科専門医を取得した後の2～3年間は，リハ医としてのアイデンティティに最も苦悩する時期でした．

　脳卒中専門病院に勤務していましたので，脳卒中のリハに関してそれなりにこなしていました．特に高次脳機能障害の認知リハについて集中的に学習していました．しかし，私には高次脳機能障害は難しく，サブスペシャリティにすることができませんでした．

　当時，脳卒中以外の疾患や障害のリハに関しては，診療する機会が少なく自信がありませんでした．幅広い障害に対応できるリハ科専門医ではなかったです．今でも，幅広い障害に対応できているとは言えません．

　「おまかせリハ」についても苦悩していました．リハオーダーをするのは医師ですが，機能障害や活動制限に対するアプローチをするのは，PT・OT・STや看護師，臨床心理士です．患者・家族に機能予後の話を行うのは医師ですが，在宅復帰や転院調整を主に行うのはMSW（医療ソーシャルワーカー）でした．リハ医は建築家や指揮者に例えられることがありますが，私はプレイヤーとしての役割が少ないことに悩んでいました．

　アイデンティティに苦悩することが多い診療科は，主にリハ科と総合診療科だと思います．アイデンティティに苦悩しやすいことが，リハ科と総合診療科の専門性の特徴かもしれません．

3）アイデンティティ危機からの解放

　アイデンティティ危機から解放されたのは，摂食嚥下障害のリハをサブスペシャリティにしたときでした．摂食嚥下障害を選択した理由は，患者が院内に多数存在すること，摂食嚥下リハの書籍がすでに存在したこと，診療と書籍のギャップが大きかったこと，リハ科と総合診療科の両方で役立つこと，リハ科医師がプレイヤーになれることです．摂食嚥下リハでは，リハ医にもプレイヤーとしての役割が数多くありました．建築家・指揮者兼プレイヤー（プレイングマネージャー）として，たくさんの摂食嚥下障害患者の経口摂取を支援できたことで，存在価値を自己認識できました．多職種連携をリードしたことも，自信につながりました．

　リハ科専門医と総合診療専門医は，サブスペシャリティをもつことが重

要だと考えます．サブスペシャリティは臨床の一領域でもよいですし，教育，研究，マネジメント，街づくりなど臨床以外の一領域でもよいです．幅広く対応できることが専門性であっても，サブスペシャリティが強みとなります．

　ドラッカーの書籍を集中的に読んでマネジメントを学習したことも，アイデンティティ危機からの解放に役立ちました．「何によって憶えられたいか」「自らの成長のために最も優先すべきは卓越性の追求である．そこから充実と自信が生まれる」[4]などの言葉は，私の大黒柱となっています．

4）今の私の専門性

　臨床栄養・栄養サポートチーム，リハ栄養，サルコペニア，サルコペニアの摂食嚥下障害とサブスペシャリティが増えました．いずれも建築家・指揮者兼プレイヤーとして活動できること，リハ科と総合診療科の両方で役立つことを意識して広げてきた領域です．特にリハ栄養は私がつくった言葉で思い入れが強いので，リハ栄養を日本だけでなく世界に広めることが現在のライフワークとなっています．今ではリハ科専門医よりリハ栄養の専門家であることがアイデンティティです．

おわりに

　リハ科専門医の専門性について，客観的，主観的に紹介しました．アイデンティティについて苦悩したことがないリハ科専門医もいますがどちらかというと苦悩しやすい科ですので，反省的実践家であることもリハ科専門医には求められると私は考えます．

◆ 文献・参考文献
1）日本専門医機構：リハビリテーション科専門研修プログラム整備基準．
　http://www.japan-senmon-i.jp/program/doc/rehabilitation_new.pdf（2016年5月閲覧）
2）日本専門医機構：総合診療専門医専門研修カリキュラム．
　http://www.japan-senmon-i.jp/comprehensive/index.html（2016年5月閲覧）
3）若林秀隆，他：若手家庭医はリハビリテーション領域の臨床能力獲得に関してどのように考えているか：質的研究．家庭医療，15：4-15，2010
4）「非営利組織の経営」（ドラッカー PF/著，上田惇生/訳），ダイヤモンド社，2007

〈若林秀隆〉

第5章 もっとリハを学習したい人へ

3 リハの学習に役立つ推奨WEBサイト・推奨図書

推奨WEBサイト （URLはすべて2016年5月閲覧）

日本リハビリテーション医学会　http://www.jarm.or.jp/

❶ 医学生・研修医の方へ～リハビリテーション科専門医のご紹介～
http://www.jarm.or.jp/pr/
→ 入会案内，学術集会，会誌（JJRM）・刊行物，リハニュース，パンフレット（PDF），資格・制度，専門医会，リハ科専門医一覧，研修指定施設一覧，主な疾患のリハビリ，医学生セミナー，セミナー感想文，RJN（女性医師ネットワーク），リハ科専門医 達人の流儀（インタビュー集），臨床研修医等医師向けリハビリテーション研修会，など掲載．

❷ リハビリテーション医学ガイド 2012年
http://www.jarm.or.jp/wp-content/uploads/file/member/member_RNguide201203.pdf

❸ リハビリテーション医学ガイド 2016年
http://www.jarm.or.jp/wp-content/uploads/file/member/member_RNguide2016.pdf

「リハビリテーション科専門医 達人の流儀 RJNインタビュー―」は第2集まで出ている

❹ RJNインタビュー――この先生に聞きたい！ 第1集．2014
http://www.jarm.or.jp/wp-content/uploads/file/rjn/rjn_interview1.pdf

❺ RJNインタビュー――この先生に聞きたい！ 第2集．2015
http://www.jarm.or.jp/wp-content/uploads/file/rjn/rjn_interview2.pdf

日本リハビリテーション医学会関連のガイドライン（ホームページでも公開）

❻ 「がんのリハビリテーションガイドライン」，金原出版，2013
http://www.jarm.or.jp/wp-content/uploads/file/member/member_publication_isbn9784307750356.pdf

❼ 「脳性麻痺リハビリテーションガイドライン 第2版」，金原出版，2014
http://www.jarm.or.jp/wp-content/uploads/file/member/member_publication_isbn9784307750387.pdf

❽ 「神経筋疾患・脊髄損傷の呼吸リハビリテーションガイドライン」，金原出版，2014
http://www.jarm.or.jp/wp-content/uploads/file/member/member_publication_isbn9784307750400.pdf

❾ 心血管疾患におけるリハビリテーションに関するガイドライン（2012年改訂版）
http://www.j-circ.or.jp/guideline/pdf/JCS2012_nohara_h.pdf

国立障害者リハビリテーションセンター　http://www.rehab.go.jp/index.html

⑩ リハビリテーションマニュアル
http://www.rehab.go.jp/whoclbc/japanese/rehamanual.html
→ さまざまな障害のリハビリテーションマニュアルが掲載されている.

リハビリテーション医療推進機構　http://craseed.sakura.ne.jp/

⑪ CRASEED NEWS　http://craseed.sakura.ne.jp/news.html
→ NPO法人リハビリテーション医療推進機構が発行しているニュースで,リハの情報入手,学習に有益である.

他,研究会・学会

⑫ 日本リハビリテーション栄養研究会ホームページ
https://sites.google.com/site/rehabnutrition/
→ リハ栄養を多職種で,考え,学び,実践していくことを目的に,2011年に設立された研究会のホームページ.学術集会,研修会の開催や入会方法などが掲載されている.

⑬ 日本摂食嚥下リハビリテーション学会e-ラーニング　http://www.jsdr.or.jp/e-learning/
→ 日本摂食嚥下リハ学会の会員であれば無料で学習できる.

リハ医のブログ

⑭ リハ医の独白　http://d.hatena.ne.jp/zundamoon07/

⑮ リハビリテーション栄養・サルコペニア（筋減弱症）http://rehabnutrition.blogspot.jp/

👉 推奨図書

⑯ 「リハビリテーション序説」(安藤徳彦/著),医学書院,2009
→ リハの理念,概念,原点を詳細に学習できる.リハにかかわることの素晴らしさを実感できる本である.

⑰ 「リハビリテーションレジデントマニュアル 第3版」(木村彰男/編),医学書院,2010
→ リハ科を研修する初期研修医,後期研修医には必携の1冊である.

⑱ 「こんなときどうする？ リハビリテーション臨床現場のモヤモヤ解決！」(上月正博/編著),医歯薬出版,2014
→ リハ医のよくある悩みや質問に対して,リハ医やリハスタッフが本音やユーモアを交えながら回答していて読みやすい.

⑲ 「実践リハビリテーション栄養―病院・施設・在宅でのチーム医療のあり方」(日本リハビリテーション栄養研究会/監,若林秀隆/編著),医歯薬出版,2014
→ 臨床現場でどのようにリハ栄養を実践すればよいか,病院・施設・在宅別に実践例が紹介されている.

⑳ 「口から食べる幸せをサポートする包括的スキル―KTバランスチャートの活用と支援」(小山珠美/編),医学書院,2015
→ 摂食嚥下障害に対していかに経口摂取を進めて口から食べる幸せを守るか,具体的な知識,技術が紹介されている.

〈若林秀隆〉

あとがき

　若林秀隆先生とはいつからのお付き合いかはもはや記憶になく，おそらく家庭医療領域の学会やセミナーに相当以前から参加をされていて，なんとなく知り合いになったのではないかと思います．その後ご縁があり，彼の質的研究のアドバイスとサポートをさせていただくことになったのが本格的な彼とのかかわりの始まりです[1,2]．そこから，彼はあれよあれよと臨床家としてはもとより研究者としての実績を積み重ね，今では，特にリハ栄養，およびサルコペニアに関しては右に出る者のいない存在となってしまいました．私には真似のできない，何事もコツコツ計画的に，いろいろなことを締め切りより先に終えてしまうタイプの人です．

　2015年の3月のある日，彼から，「初期研修医向けのリハ書籍」ということで書籍企画書の目次案に対する意見と，この書籍原稿を執筆できそうなリハに関心のある総合診療医の紹介が欲しいということで相談を受けたのですが，お節介な私は，たくさんのアドバイスを返してしまい，気が付いたら編集協力という立場に持ち上げられてしまいました．

　10年ほど前から，10名前後のセラピスト（PT，OT，ST）を抱えて，外来・在宅の両方にリハを導入している診療所で，実践・管理を行っている立場ですが，私自身が家庭医の研修を受け，終えた頃は，処方箋用紙に「理学療法×4週間」などと記入して患者に渡し，その先は全く何が起きているか知らない，という状況でした．今の職場に移ってリハについてきちんと考えるようになり，セラピストと密に働くようになってからは，もはやリハなしにプライマリ・ケアの実践は考えられないという状況です．

　本書には，各論のノウハウはもちろんなのですが，リハとは単なる機能回復訓練ではなく，「人々が地域で幸せに暮らすための基本的人権を再獲得し，維持，向上するための医学である」，というメッセージが随所に込められています．その視点がいかに，総合診療，プライマリ・ケア，家庭医の視点と共有するものが多いかは私の担当稿（第5章1）でお示しした通りです．

　どうかこの本が，初期研修医だけでなく，すべての非リハ科専門医にとってのリハの良き入門書として，そして医師として一生涯にわたってリハに向き合い，セラ

ピストとのかかわり方を変えるきっかけとして,ご自身やかかわる患者さん,さらに地域の人へよい影響を及ぼすことを願ってやみません.

最後になりましたが,仕事のしかたが若林先生とは正反対のため,関家麻奈未さん,田中桃子さんをはじめ羊土社の編集者の皆様,監修の若林先生には多大なる気苦労をおかけし,またいろいろと助けていただいたことは感謝に絶えません.その分のお返しができていればよいのですが.

熊本・大分の地震から一週間を経たある日の深夜,被災されたすべての方に人間らしい生活が一刻も早く戻ることを願いつつ.

2016年4月

鉄蕉会 亀田ファミリークリニック館山

岡田唯男

---

1) 若林秀隆, 喜瀬守人, 岡田唯男:「家庭医はリハビリテーションにおいてどのような臨床能力を必要と考えているか」. 2009年プライマリ・ケア関連学術集会連合学術会議, 京都, 2009年8月21日〜23日(学会賞受賞)
2) 若林秀隆, 喜瀬守人, 岡田唯男:若手家庭医はリハビリテーション領域の臨床能力獲得に関してどのように考えているか:質的研究. 家庭医療, 15:4-15, 2010

索　引

数　字

5期モデル……………………… 113

欧　文

A〜C

AADL………………… 78, 86, 146
ADL……………………………… 86
BADL………………… 77, 86, 240
Barthel index………………78, 87
BPPV（benign paroxysmal positional vertigo）……… 224
BPSD（behavioral and psychological symptoms of dementia）………………… 136
BPSモデル…………………… 248
Broca失語…………………… 121
CBR（community based rehabilitation）…………… 35
CBRガイドライン………………… 35
CBRプログラム………………… 36
CBRマトリックス………………… 36
Child-Pugh分類……………… 203
COPD……………………… 47, 75
COPDの運動療法と栄養療法
　…………………………………174

D〜I

DEATH SHAFT………………… 87

draw in………………………… 214
EAT-10………………………… 116
Epley法………………………… 224
ERASプロトコール…………… 187
ESSENSE……………………… 186
FIM………………………… 77, 88
FOPC（family oriented primary care）…………… 248
frailty………………………… 240
Hoehn-Yahr分類……………… 191
Hypermobility………………… 94
IADL……………………… 77, 86
ICF（International Classification of Functioning, Disability and Health）……77, 80, 139, 144, 147, 238
ICFモデル……………………… 81
ICU……………………………… 208
ICUAW………………………… 210

M〜W

MCI（mild cognitive impairment）……………… 136
MMT…………………………… 77
MNA®-SF……………………… 109
NYHA…………………………… 232
Parkinson病……………… 177, 190
pathogen……………………… 253
PCCM（patient centered clinical method）…… 248, 249

PDCAサイクル………………… 54
PEW（protein energy wasting）…………………… 198
re-feeding症候群……………… 111
ROM…………………………… 77
salutogen……………………… 253
SMART…………………… 144, 147
social support………………… 146
T字杖…………………………… 131
Wernicke失語………………… 121

和　文

あ行

アイデンティティの危機…… 260
悪液質………………………… 109
異化期………………………… 211
医原性サルコペニア………… 156
維持期………………………… 61
咽頭への送り込み…………… 117
うっ血性心不全……………… 232
運動機能……………………… 120
運動機能低下………………… 236
運動器リハ…………………… 62
運動療法……………………… 60
栄養サポートチーム………… 175
栄養失調の重症度…………… 110
腋窩支持型…………………… 131
嚥下障害の評価……………… 113
嚥下造影検査………………… 117

エンドフィール……………92

か行

開眼片脚起立時間……………236
介護期・終末期……………64
介護認定……………137
介護保険で受けられるサービス……………182
介護保険の特定疾患……………181
介護老人保健施設……………69
開始基準……………73
改訂水飲みテスト……………153
回復期……………61
回復期リハ病棟……………69
家屋の環境……………23
覚醒状態……………78
臥床……………30
家族志向性プライマリ・ケア……………248
家族や社会的状況……………23
活動と参加……………83
家庭医療……………248
可動域過剰……………94
可動域制限……………92
簡易栄養状態評価表……109, 155
がん患者リハビリテーション料……………185
環境因子……………83
肝硬変……………202
患者中心の医療……………249
患者中心の医療の方法……………248
がん周術期……………183
肝臓機能障害……………206
肝臓リハ……………204
冠動脈疾患……………47
飢餓……………109
器質的口腔ケア……………115
機能向上……………59
機能的口腔ケア……………115
機能評価……………163
気分障害……………139
気分障害のスクリーニング法……………140
逆行性健忘……………123
急性期……………61
急性期リハ……………31, 73
強直……………91, 92
棘上筋……………220
拒食……………180
筋萎縮性側索硬化症……………194
禁忌事項……………55
筋緊張……………77
緊張型頭痛……………226
口すぼめ呼吸……………231
クラッチ……………130
車椅子……………129
訓練内容……………163
軽度認知障害……………136
頸部前屈位……………114
頸部聴診法……………153
肩関節周囲炎……………218
肩甲骨……………218
言語聴覚療法……………61
腱板……………218
構音訓練……………192
効果判定……………77

口腔床補綴装置……………117
高血圧……………76
高次脳機能障害……………41, 77
拘縮……………91, 92
行動変容……………139
誤嚥性肺炎……………150, 171
呼吸器リハ……………62
呼吸ケアチーム……………175
呼吸リハ……………172, 188
国際生活機能分類……………80, 238
骨粗鬆症……………234
骨盤底筋訓練……………228
個別化……………139

さ行

最終域感……………92
在宅支援機能……………71
在宅復帰機能……………71
作業療法……………61
サブスペシャリティ……………258
サルコペニア……………108, 241, 242
サルコペニアの摂食嚥下障害……………154
サルコペニア肥満……………242
三脚杖……………131
ジェネラリズム……………248
自己効力感……………142
脂質異常症……………76
持続性注意障害……………122
失語症……………121
社会参加……………26
車輪式歩行器……………133

重症疾患 208	セラピスト 52	デイケア 33, 181
重度心身障害者医療費受給者証 135	先行期 117	デイサービス 181
周辺症状 136	前向性健忘 123	ディスカッション 162
主観的運動強度 200	選択性注意障害 122	手押し車 133
主治医意見書 134, 137	せん妄 168	適切な環境を整備 23
傷害期 211	前腕支持型 132	デスシャフト 87
障害高齢者の日常生活自立度 134	総エネルギー必要量 110	転倒 234
心筋梗塞 47	早期離床 73	同化期 211
人工関節置換術後 217	装具 128	等尺性運動 55
人工呼吸器装着時の理学療法・作業療法開始の禁忌基準 167	総合診療 248	透析 49
人工呼吸器装着時の理学療法・作業療法実施中の中止基準 167	総合診療専門医 82, 256	糖尿病 76, 244
人工透析 198	咀嚼 117	閉じこもり 238
侵襲 211		ドラッカー 261
心身機能・身体構造 83		トリックモーション 92
腎臓リハ 196	**た行**	
心大血管疾患リハ 62	体幹 214	**な行**
身体障害 176	体幹強化練習 214	内部障害 47
身体障害者手帳 135, 175	体重減少率 154	日常生活自立度 134
心不全の運動療法の禁忌 166	代償運動 92	日常性を守る 16
生活環境 53	大腿四頭筋強化 217	日本に突き付けられた課題 14
生活期 62	多職種連携 20	入院初日から開始 22
生活機能と障害 82	短下肢装具 128	入所サービス 33
生活期リハ 32	ダンベル 245	人間中心の医療 82
生命予後 47	地域包括ケア病棟 69, 169	認知症 177
脊髄小脳変性症 194	地域リハ 34	認知症加算 137
摂食訓練開始のタイミング 152	チームでの情報共有 23	認知症高齢者の日常生活自立度 134
攻めの栄養管理 156	知覚機能 120	認知リハ 179
	中止基準 55, 73	脳血管疾患等リハ 62
	長下肢装具 129	脳卒中 49, 158
	通院 63	脳卒中急性期離床基準 161
	通院リハ 33	
	通所リハ 33, 63	
	杖 130	

は行

- 背景因子………………………… 82
- 廃用症候群………………… 18, 165
- 廃用症候群リハ………………… 62
- 発動性低下…………………… 140
- ハフィング…………………… 231
- パルスオキシメーター………… 153
- 非流暢性失語………………… 121
- フードテスト………………… 152
- 腹圧性尿失禁………………… 228
- 腹式呼吸……………………… 231
- 物理療法……………………… 60
- プラトー……………………… 59
- フレイル………………… 179, 240
- プレイングマネージャー…… 260
- プレハビリテーション……… 183
- 変形性膝関節症……………… 216
- 包括的呼吸リハ……………… 171
- 訪問リハ………………… 33, 64
- 歩行器………………………… 132
- 歩行器型杖…………………… 131
- 補綴装置……………………… 192
- ボルグ指数…………………… 232
- 本人のニーズ………………… 23

ま行

- 慢性心不全………………… 47, 164
- 慢性閉塞性肺疾患…………… 170
- 目標心拍数…………………… 232

や行

- 腰痛…………………………… 214

- 容量性注意障害……………… 122
- 予後予測………………… 78, 163
- 四脚杖………………………… 131
- 四脚歩行器…………………… 133

ら行

- ライフヒストリー…………… 146
- 理学療法……………………… 60
- 離床の開始基準……………… 152
- リハ栄養………………… 156, 261
- リハオーダー………………… 159
- リハ科専門医………………… 256
- リハ処方箋…………………… 52
- リハ中止基準………………… 159
- 流暢性失語…………………… 121
- 良性発作性頭位変換性めまい
  ………………………………… 224
- 療養型病院…………………… 169
- 老年症候群…………………… 238
- ロコモティブシンドローム
  ………………………………… 236

● プロフィール

若林秀隆（Hidetaka Wakabayashi） ／編集
横浜市立大学附属市民総合医療センターリハビリテーション科
1995年横浜市立大学医学部卒業．2015年東京慈恵会医科大学大学院臨床疫学研究室卒業．超高齢社会の日本では，障害，低栄養，サルコペニアのある高齢者が急増しています．リハとリハ栄養を必要とする患者に，より早期から的確に提供できることで，医原性サルコペニアをなくしたいです．

岡田唯男（Tadao Okada） ／編集協力
鉄蕉会 亀田ファミリークリニック館山
1995年 神戸大学医学部卒業．家庭医療専門医(米国・日本)，公衆衛生学修士(MPH)．
神戸，沖縄，京都，米国を経由して房州にいます．もう職業寿命の折り返し地点に来てしまいました．リハについての思いは，担当稿とあとがきにすべて出し切りました．保存版です！

北西史直（Fuminao Kitanishi） ／編集協力
トータルファミリーケア北西医院
1991年東京慈恵会医科大学卒業，国立東京第二病院等で「病院総合診療医」の研修の後，リハ，緩和医療，小児，整形外科の研修を経て，2007年開業しました．治療主体の医学教育のなかで，リハビリテーションは医の良心かと思います．共に勉強しましょう．

本書はレジデントノート誌の連載「ちょっと待った！その患者さん、リハ必要ですよ」
（2014年12月号〜2015年5月号）を全面的に刷新し，さらに新規項目を加えたものです．

その患者さん、リハ必要ですよ！！
病棟で、外来で、今すぐ役立つ！評価・オーダー・運動療法、
実践リハビリテーションのコツ

2016年 6月25日　第1刷発行	編　集	若林秀隆
2018年 4月20日　第2刷発行	編集協力	岡田唯男，北西史直
	発行人	一戸裕子
	発行所	株式会社羊土社
		〒101-0052 東京都千代田区神田小川町2-5-1 TEL　03（5282）1211 FAX　03（5282）1212 E-mail　eigyo@yodosha.co.jp URL　www.yodosha.co.jp/
ⓒ YODOSHA CO., LTD. 2016 Printed in Japan	装　幀	ペドロ山下
ISBN978-4-7581-1786-9	印刷所	日経印刷株式会社

本書に掲載する著作物の複製権，上映権，譲渡権，公衆送信権（送信可能化権を含む）は（株）羊土社が保有します．
本書を無断で複製する行為（コピー，スキャン，デジタルデータ化など）は，著作権法上での限られた例外（「私的使用のための複製」など）を除き禁じられています．研究活動，診療を含み業務上使用する目的で上記の行為を行うことは大学，病院，企業などにおける内部的な利用であっても，私的使用には該当せず，違法です．また私的使用のためであっても，代行業者等の第三者に依頼して上記の行為を行うことは違法となります．

JCOPY ＜(社)出版者著作権管理機構 委託出版物＞
本書の無断複写は著作権法上での例外を除き禁じられています．複写される場合は，そのつど事前に，(社)出版者著作権管理機構（TEL 03-3513-6969，FAX 03-3513-6979，e-mail：info@jcopy.or.jp）の許諾を得てください．

ハンディ版ベストセラー厳選入門書シリーズ

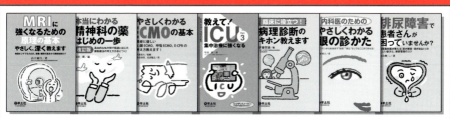

MRIに強くなるための
原理の基本やさしく、深く教えます
山下康行／著
■定価（本体3,500円+税）　■A5判　■166頁
■ISBN 978-4-7581-1186-7

本当にわかる
精神科の薬はじめの一歩 改訂版
稲田健／編
■定価（本体3,300円+税）　■A5判　■285頁
■ISBN 978-4-7581-1827-9

やさしくわかる
ECMOの基本
氏家良人／監，小倉崇以，青景聡之／著
■定価（本体4,200円+税）　■A5判　■200頁
■ISBN 978-4-7581-1823-1

教えて！ICU　Part3
集中治療に強くなる
早川桂／著
■定価（本体3,900円+税）　■A5判　■229頁
■ISBN 978-4-7581-1815-6

臨床に役立つ！
病理診断のキホン教えます
伊藤智雄／編
■定価（本体3,700円+税）　■A5判　■211頁
■ISBN 978-4-7581-1812-5

内科医のための
やさしくわかる眼の診かた
若原直人／著
■定価（本体3,700円+税）　■A5判　■231頁
■ISBN 978-4-7581-1801-9

排尿障害で
患者さんが困っていませんか？
影山慎二／著
■定価（本体3,700円+税）　■A5判　■183頁
■ISBN 978-4-7581-1794-4

その患者さん、
リハ必要ですよ!!
若林秀隆／編　岡田唯男，北西史直／編集協力
■定価（本体3,500円+税）　■A5判　■270頁
■ISBN 978-4-7581-1786-9

画像診断に絶対強くなる
ワンポイントレッスン2
扇和之，堀田昌利／編
■定価（本体3,900円+税）　■A5判　■236頁
■ISBN 978-4-7581-1183-6

先生、誤嚥性肺炎かもしれません
嚥下障害、診られますか？
谷口洋／編
■定価（本体3,400円+税）　■A5判　■231頁
■ISBN 978-4-7581-1776-0

Dr.鈴木の13カ条の原則で
不明熱に絶対強くなる
鈴木富雄／著
■定価（本体3,400円+税）　■A5判　■175頁
■ISBN 978-4-7581-1768-5

緩和医療の基本と実践、
手とり足とり教えます
沢村敏郎／著
■定価（本体3,300円+税）　■A5判　■207頁
■ISBN 978-4-7581-1766-1

発行　羊土社 YODOSHA
〒101-0052　東京都千代田区神田小川町2-5-1　TEL 03(5282)1211　FAX 03(5282)1212
E-mail：eigyo@yodosha.co.jp
URL：www.yodosha.co.jp/
ご注文は最寄りの書店、または小社営業部まで

ハンディ版ベストセラー厳選入門書シリーズ

もう困らない！
プライマリ・ケアでの女性の診かた
井上真智子／編
- 定価（本体3,600円＋税）　■A5判　■182頁
- ISBN 978-4-7581-1765-4

教えて！ICU Part 2
集中治療に強くなる
早川 桂／著
- 定価（本体3,800円＋税）　■A5判　■230頁
- ISBN 978-4-7581-1763-0

ココに注意！高齢者の糖尿病
荒木 厚／編
- 定価（本体3,800円＋税）　■A5判　■271頁
- ISBN 978-4-7581-1762-3

自信がもてる！
せん妄診療はじめの一歩
小川朝生／著
- 定価（本体3,300円＋税）　■A5判　■191頁
- ISBN 978-4-7581-1758-6

内科医のための
認知症診療はじめの一歩
浦上克哉／編
- 定価（本体3,800円＋税）　■A5判　■252頁
- ISBN 978-4-7581-1752-4

MRIに絶対強くなる
撮像法のキホンQ＆A
山田哲久／監　扇 和之／編著
- 定価（本体3,800円＋税）　■A5判　■246頁
- ISBN 978-4-7581-1178-2

あらゆる診療科で役立つ！
腎障害・透析患者を受けもったときに困らないためのQ＆A
小林修三／編
- 定価（本体3,800円＋税）　■A5判　■351頁
- ISBN 978-4-7581-1749-4

モヤモヤ解消！
栄養療法にもっと強くなる
清水健一郎／著
- 定価（本体3,500円＋税）　■A5判　■247頁
- ISBN 978-4-7581-0897-3

研修医になったら必ず読んでください。
岸本暢将, 岡田正人, 徳田安春／著
- 定価（本体3,000円＋税）　■A5判　■253頁
- ISBN 978-4-7581-1748-7

あてて見るだけ！
劇的！救急エコー塾
鈴木昭広／編
- 定価（本体3,600円＋税）　■A5判　■189頁
- ISBN 978-4-7581-1747-0

どう診る？どう治す？
皮膚診療はじめの一歩
宇原 久／著
- 定価（本体3,800円＋税）　■A5判　■262頁
- ISBN 978-4-7581-1745-6

本当にわかる
精神科の薬はじめの一歩
稲田 健／編
- 定価（本体3,200円＋税）　■A5判　■223頁
- ISBN 978-4-7581-1742-5

診断に自信がつく
検査値の読み方教えます！
野口善令／編
- 定価（本体3,600円＋税）　■A5判　■318頁
- ISBN 978-4-7581-1743-2

Dr.浅岡の
本当にわかる漢方薬
浅岡俊之／著
- 定価（本体3,700円＋税）　■A5判　■197頁
- ISBN 978-4-7581-1732-6

発行　羊土社 YODOSHA
〒101-0052　東京都千代田区神田小川町2-5-1　TEL 03(5282)1211　FAX 03(5282)1212
E-mail : eigyo@yodosha.co.jp
URL : www.yodosha.co.jp
ご注文は最寄りの書店、または小社営業部まで